見るだけで頭が冴えてくる!

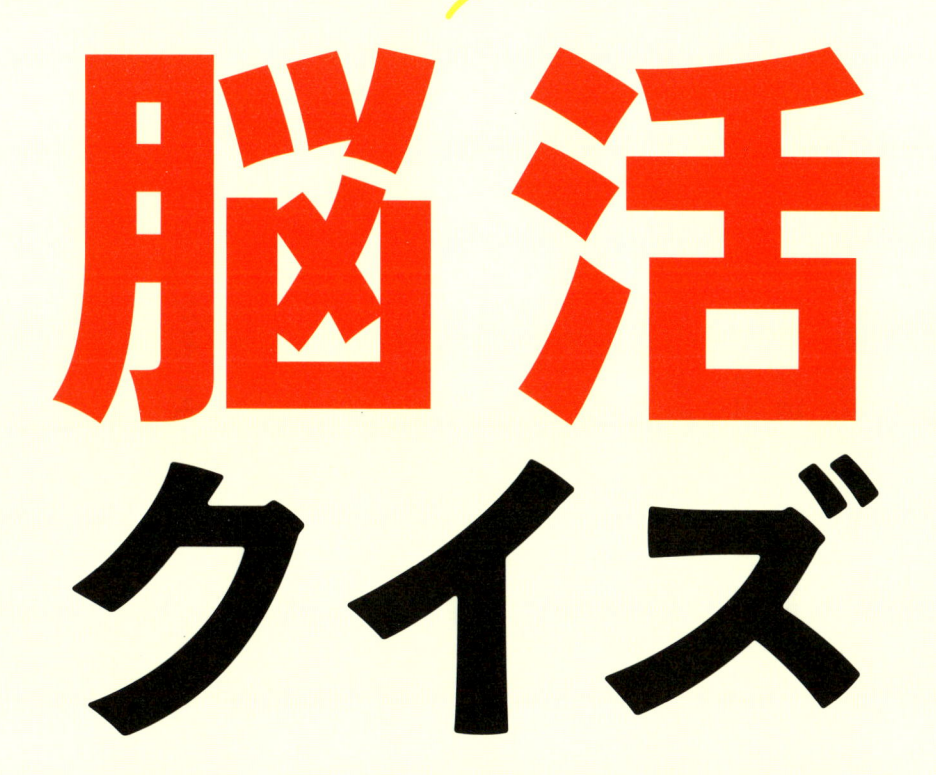

脳活クイズ

筑波大学名誉教授　メモリークリニックお茶の水・とりで 理事長　認知症専門医

朝田 隆

プログラムアートARTMaN　代表

鍋島次雄

高橋書店

最近、脳が**サボっていませんか？**

加齢で身体に不調が起こるように、年を取るごとに「脳」も疲れやすくなります。

「やる気が出ない」

「以前より物事がおっくうになってきた」

そう感じている人は、認知症の予備軍である「軽度認知障害（MCI：認知症グレーゾーン）」の危険性があります。

けれど心配は不要です。**認知症グレーゾーンと診断されても、脳機能が回復し健常に戻る方もいます。**

脳機能が回復しやすい方の共通点は「好奇心が強いこと」。新しいものへの注意や関心が脳を活性化し、若返りを可能にします。

じつは生涯にわたって脳神経細胞は新しく生まれています。好奇心を持つことが、脳の新生を後押しし、若々しさを保つのです。

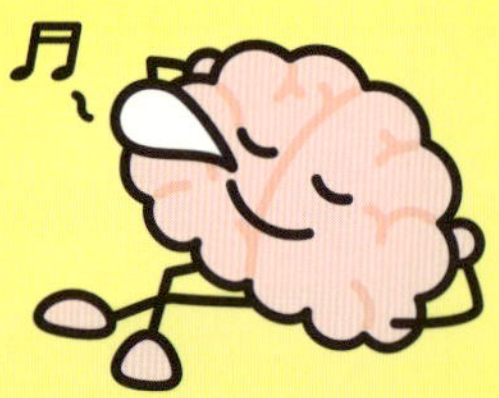

脳をだませば、**頭がどんどん冴《さ》えてくる！**

単に暗記やパズルを解くだけでは好奇心は刺激されず、脳の錆《さ》びつきは簡単には落ちてくれません。**脳活性のカンフル剤には「心や脳の驚き」が必要**です。有名な神経心理学の基本則があります。それは「強い感情とともに刻んだ記憶は消えにくい」ということです。**心や脳に驚きをもたらす方法の１つが「脳をだますこと」**。「だまされた！」という衝撃から新たな発想が育ちます。

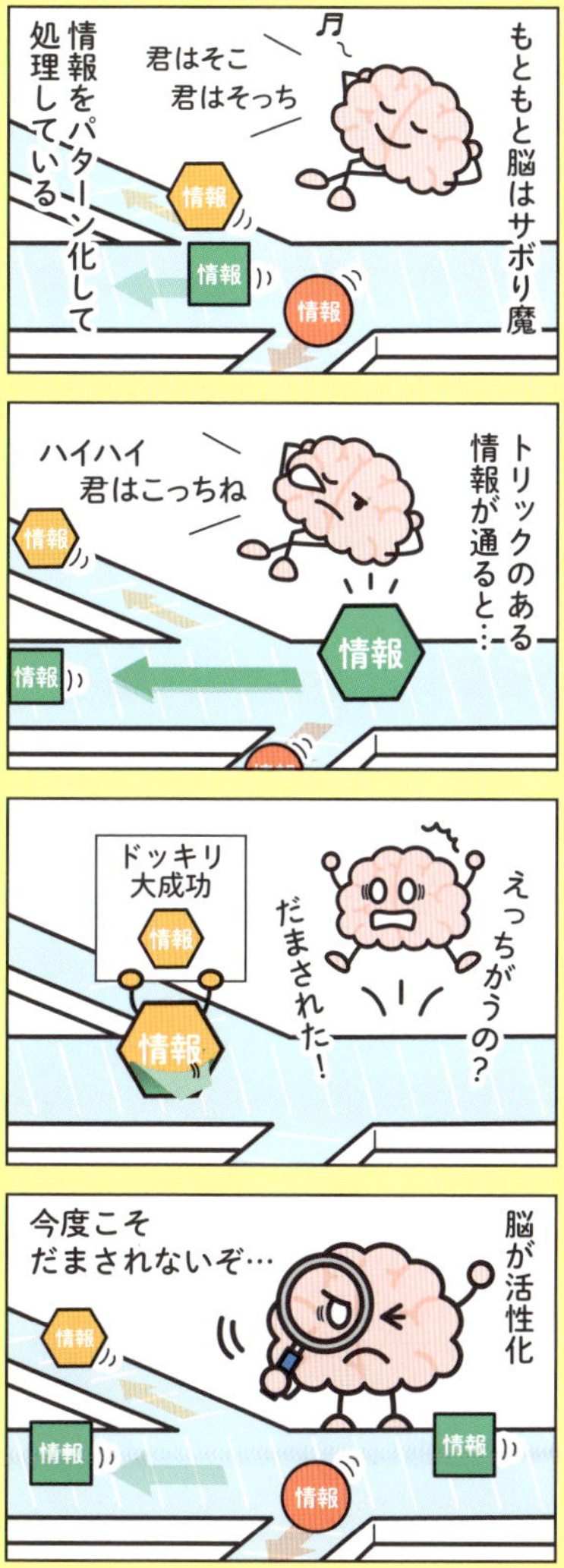

もともと脳はサボリ魔
君はそこ
君はそっち
情報をパターン化して処理している
トリックのある情報が通ると…
ハイハイ
君はこっちね
えっちがうの？
だまされた！
ドッキリ大成功
脳が活性化
今度こそだまされないぞ…

脳活クイズの2つの特長

本書は、これまでの脳トレ本とは一線を画した新しいタイプのクイズです。
その最大の特長は次の2つです。

①計算は一切なし。楽しみながら解ける

②6つの脳機能がきたえられる！

2万人以上を診察してきた認知症専門医の経験から、いかに効果が期待できるトレーニングでも「誰でも楽しくなければ本気になれない」ことを痛感しました。

楽しんで解けるからこそ自然に頭がビンビンと冴えていき、判断力・思考力が深く脳に刻まれるのです。

本書のクイズを1日1問解くだけでも、十分な脳活性化の効果が得られるはずです。

脳活クイズできたえられる6つの力

1. 注意力
2. 集中力
3. 短期記憶力
4. 推測力
5. 視空間能力
6. 発想力

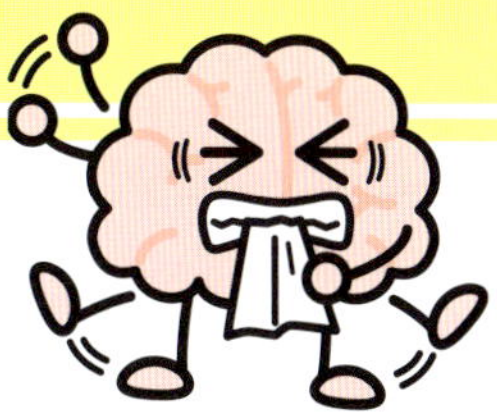

脳がだまされる「錯覚」と「心的回転（メンタルローテーション）」

人が得る情報の8割は目から入ります。そしてこの視覚情報の処理を担っているのは脳です。視覚体験を積み重ねていく中で、脳では外の世界を認識・判断する神経回路がどんどんでき上がっていきます。こうして成長した脳は、目に入ってきた情報を自動的に正しくとらえられるようになります。

これをバッティングセンターでの打撃にたとえてみましょう。向かってくる直球は目に入る情報、バットを振るのは情報の認識・判断です。そして錯覚を誘うトリックのある絵は変化球。変化球が来ているのに、直球だと思ってバットを空振りをするのが錯覚です。固定観念と錯視絵のトリックとの間の「ずれ」を、「脳」が見抜けないのです。こうした「ずれ」を体験していくことは脳の柔軟性作りにとても役立ちます。

また、錯覚とともに本書のトレーニングの核となるのが「心的回転」です。これはご家庭での配膳を思い浮かべるとわかりやすいでしょう。たとえば、２人が向かい合わせで座るときに、テーブルの手前と向こう側のお茶碗、お箸、お皿、お椀を同じ配置で並べるには、180°回転した視点が必要ですね。これを心理学用語で心的回転（メンタルローテーション）といいます。置かれた物を頭の中で回転させ、その物がどんな向きになるかを正しくイメージする脳の働きです。これには大脳の右側、とくに脳の司令部である前頭葉付近を中心に、複数の神経システムが関与します。

心的回転の発見者によれば、頭の中でイメージを回転させる角度が大きければ大きいほど、答えをみちびくのに時間がかかるとされます。しかし練習によって短時間で答えられるようになっていきます。

こうした脳にとって新しい体験を楽しみながら行えば、神経システムが強化されて力が伸びていきます。最初は難しく感じられるかもしれませんが頑張りは必ず報われますよ。

［参考］
Moore, DS. and Johnson, SP. (2008). Mental rotation in human infants: A sexdifference. Psychological Science, 19, 1063-1066.

ここがすごい！

何歳からでも始められる

この本の問題は計算や知識は不要。問題の意味さえわかれば、お子さんから100歳を超える方まで、どなたでも楽しんでいただけます。

あなたが何歳であっても、年齢に関係なく、発想が柔軟になっていくのを感じられるでしょう。

毎日1問ずつ解いても、一気に解いてもOK

掲載問題は１人で解けるようになっています。毎日時間を決めて解いたり、一気に複数問解いたり、自由に楽しんでください。

印象に残った問題の感想を家族や友人の方に話すのもよいでしょう。「だまされた！　意外だった！」という体験の共有がコミュニケーションを生み、認知機能をさらに刺激します。

脳活クイズは

クイズ＋運動で、相乗効果も期待できる

最新の研究では、知的活動や運動、栄養（食べ物・サプリ）であっても、「これさえやれば万全というものはない」と強調されます。「デュアルタスク」と言われる複数の違ったトレーニングを同時に行うことで、効果が高まるのです。

本書では、脳を刺激するクイズだけでなく、運動による刺激も脳の活性化には不可欠と考えて、脳を刺激する体操や手を動かして楽しめる遊びなどを紹介しました。

頭を使ったら、体も使う。両方の刺激が互いに効果を高め合います。こうしたクイズ・運動のセットを楽しみながら、あなたの頭が「ピカピカ脳」へと発展していくのを実感してください。

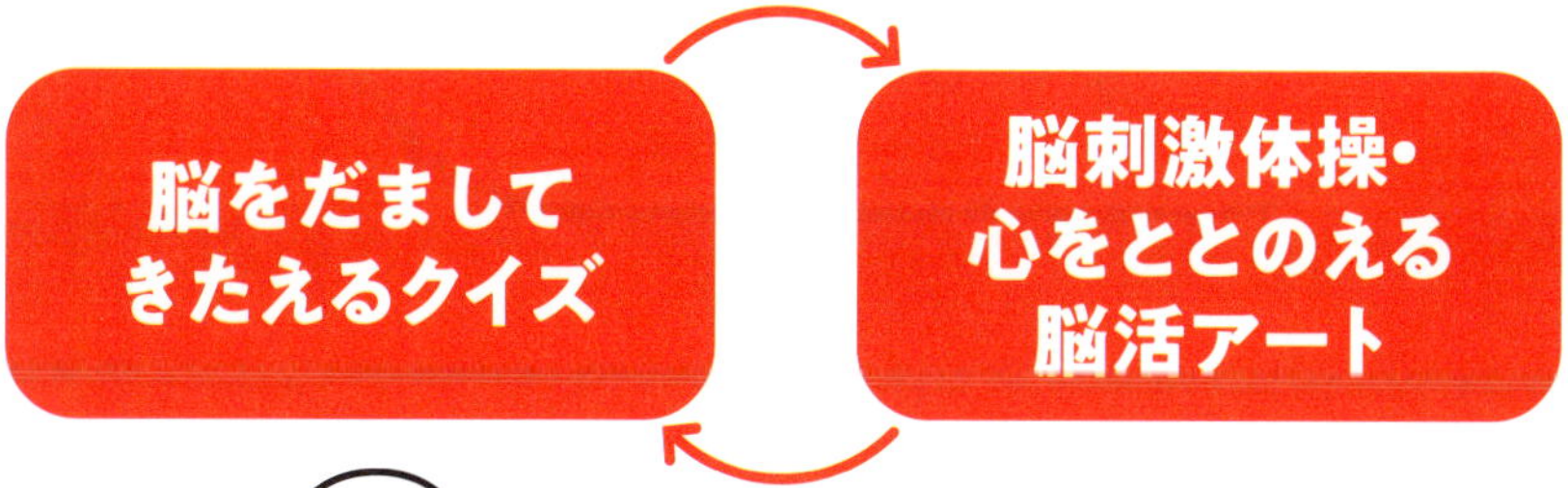
脳をだましてきたえるクイズ
脳刺激体操・心をととのえる脳活アート

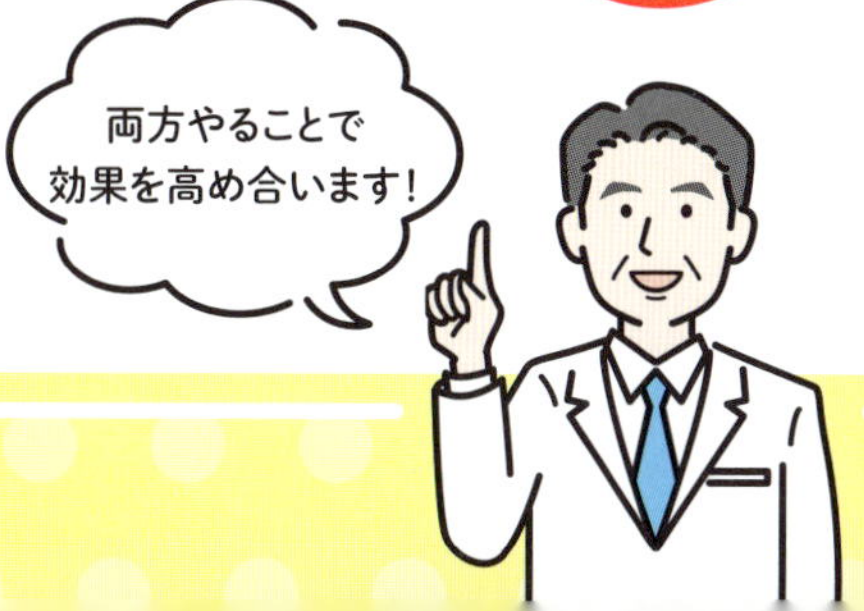
両方やることで効果を高め合います！

脳活クイズは こんな人におすすめ

今の生活を保って、
前向きに人生を
送りたい方

認知症専門医が作った
信頼できるトレーニングを
行いたい方

いつまでも
ワクワクできる毎日を
すごしたい方

柔軟な発想力を
身につけたい方

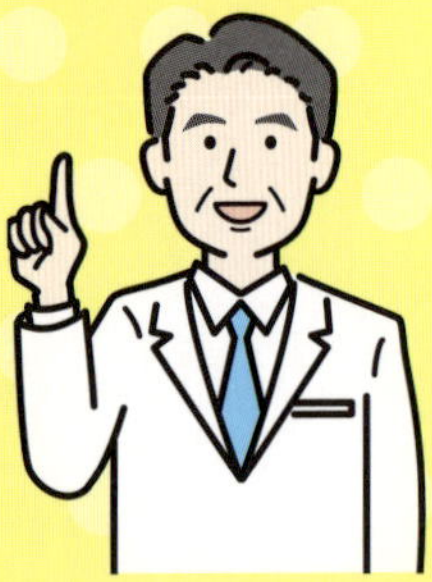

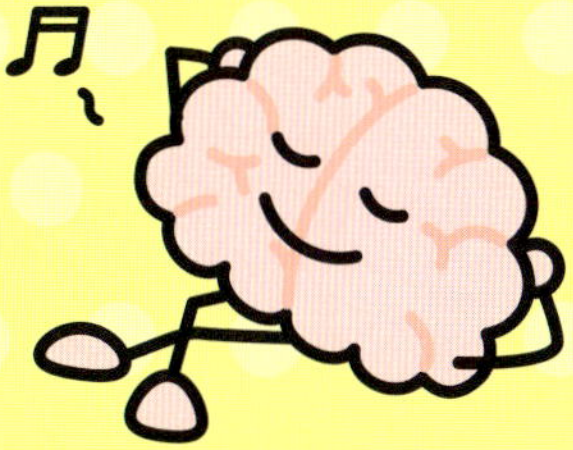

計算問題ばかりの
脳トレに
飽きてしまった方

認知機能のテストを
控えた方

ご家族にいつまでも
元気でいてほしい方

イライラを落ち着かせたり、
気分が落ち込んだりしたときに
心をととのえたい方

こどもの能力を
引き出したい方

脳活クイズを解いたら、こうなりました！

脳活クイズを皆さんに試してもらいました！
その感想をご紹介します。

60代 男性

集中力と記憶力が高まった

問題のトリックにだまされる。「やられた！」と用心しているのに、次のどんでん返しでまたやられてしまう。慎重に考えるくせがついて集中力と記憶力が高まった感じがする。

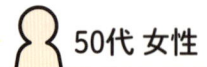

50代 女性

問題が豊富で毎日楽しみです

普通の脳トレ本は漢字クイズや計算が多くて、私は飽きてしまうんです（笑）。この本は、いろんな問題があって飽きませんでした。立体的な問題もあるのが新しかったです。

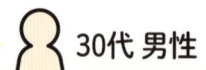

30代 男性

家族の会話が増えました

脳を刺激する体操、ぬり絵など、手や体を動かすトレーニングも入っています。高齢の母がやっていたら、横で5歳になるうちの子も一緒になって遊んでいました。家族の会話が増えました。

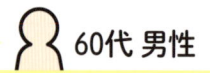

40代 男性

ひねりのある問題が多い。頭がやわらかくなった

面白い！　問題が二重、三重にひねってあるので、推理力もたっぷり使った。多面的な見方ができるようになった。

20代男性

アハ体験のよう

子どもだましと思って解いたら、案外難しくてハマる。答えが見つかった！　と思ったときは、すっきり。アハ体験のよう。

70代 女性

解いたあとは頭がすっきり

新しいタイプのクイズで、次にどんな問題が出るのかわくわく。予想外の答えもあって、解いたあとは頭がすっきりします。

50代 女性

とにかく面白かった

面白かったです！　できそうで出来ないのが悔しい！

50代 女性

好きな問題から自由にやれる

私はやさしめの問題から解いて楽しんでいます。難しい問題は、時間があるときに、じっくり取り組んでいます。

30代 女性

経験したことのない刺激！

生活で使わない脳の部分が刺激されるのか、解いていると経験したことのない不思議な感覚になりました。脳みそが波打ってくる感じ。効いてる気がします。

はじめに

本書を手に取っていただきありがとうございます。

僭越ながら自己紹介をさせていただきます。私は認知症予防が専門の医師で研究者の朝田隆と申します。

20代から60歳まで、認知症研究一筋に取り組み、認知症の学会の世話役や政府委員などを務めながら、多くの研究や活動を行いました。研究は、試行錯誤の連続で、こうした世界の失敗や後悔を一番経験しているのは自分だろうと思うくらいです。

認知症研究に真摯に取り組んできたからこそ危惧しているのは、脳活への関心が高まっているなかで、効果が疑わしいトレーニングが世にあふれていることです。認知機能についてシニア当人の不安をあおる心理作戦も、目に余るものがあります。

さて今、私は認知症専用のクリニックを運営しています。ここのモットーは、「なんちゃって」ではダメ。**取り組む人が「おもしろい！」と思える活動でなければダメ**ということです。

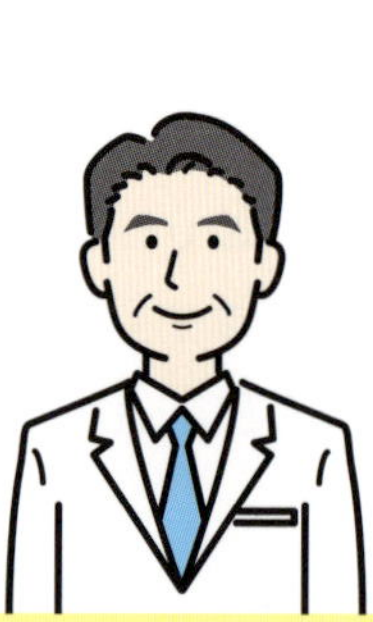

この20年くらい、日本の脳トレと、欧米の脳トレを比較して思ってきたことがあります。それは**日本の脳トレは、欧米のものとは別物**だということです。日本で主流の「間違い探し」や「漢字ドリル」、あるいは「計算」は欧米ではあまり見られません。

脳を効果的に刺激するのは「アハ体験」といわれるような、「目からうろこ」の、わかることにポジティブ感情をともなった経験です。人は、**おもしろく、なおかつ「脳がだまされた！」と気づいたとき、ポジティブで前向きな体験をする**ようです。

これまでの認知症専門医としての経験の中で、そのような優れたもののクイズを作りたいと願い、実際に数千人の高齢者の方に向けた認知症予防の活動を重ねてきました。

本書は、新しい脳活性クイズをまとめたアーティスト鍋島次雄と私との共同作品です。ぜひ本書を使って頭が冴えていく楽しさを実感してください。

筑波大学名誉教授
メモリークリニックお茶の水・とりで　理事長　**朝田隆**

もくじ

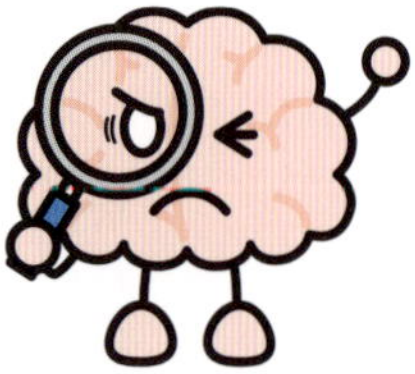

朝田先生の脳に効くコラム

本文デザイン・DTP／平松 剛（アイル企画）
イラスト／羽田創哉（アイル企画）
校正／鷗来堂、荒川照実

本書をもっと楽しむ方法

本書には、脳をだます問題60問が掲載されています。解き方の決まりはありませんが、より楽しんでいただくためのアイデアをまとめました。

楽しみ方❶

決まった時間に1日1問解く

平日に問題を5問、土曜にワーク1問、日曜日はお休みとすると、10週間（2か月半）でやりきることができます。朝起きたらすぐ、お昼ご飯の後、夜寝る前など、時間を決めて解くと、毎日続けやすくなります。

楽しみ方❷

制限時間を決めて、ドキドキ感を楽しむ

本書の問題には、制限時間を定めていません。
ただ、タイムトライアルのように制限時間を決めて解くと、「解けるかな？ 解けないかも？」というドキドキ感を楽しめて面白いですよ。

【制限時間の例】

やさしい…30秒　ふつう…60秒　むずかしい…90秒

楽しみ方❸

親子で、お孫さんと、お友達といっしょに解く

本書掲載の問題は、普通のクイズとちょっと違ういじわるな問題です。「どこが違うと思う？」など問題を出し合うと、コミュニケーションが弾んで、脳への刺激になります。特に、「やってみよう！」のページは、手と体を動かして楽しむ問題がそろっているので、複数人でやると楽しみが倍増します！

見るだけで頭が冴えてくる!

脳活クイズ

問題
1～60

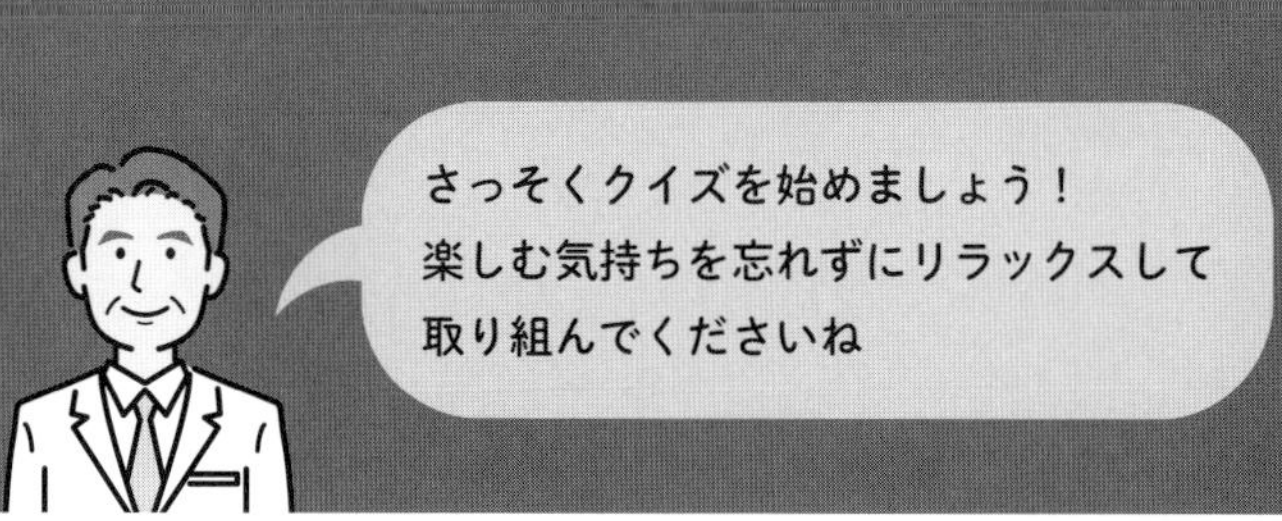
さっそくクイズを始めましょう！
楽しむ気持ちを忘れずにリラックスして
取り組んでくださいね

ふつう

問題 1

3つのボートが同じ速さで線の上を走っています。中央のゴールに1番にたどり着くのは、どのボートでしょうか？

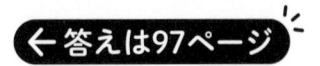

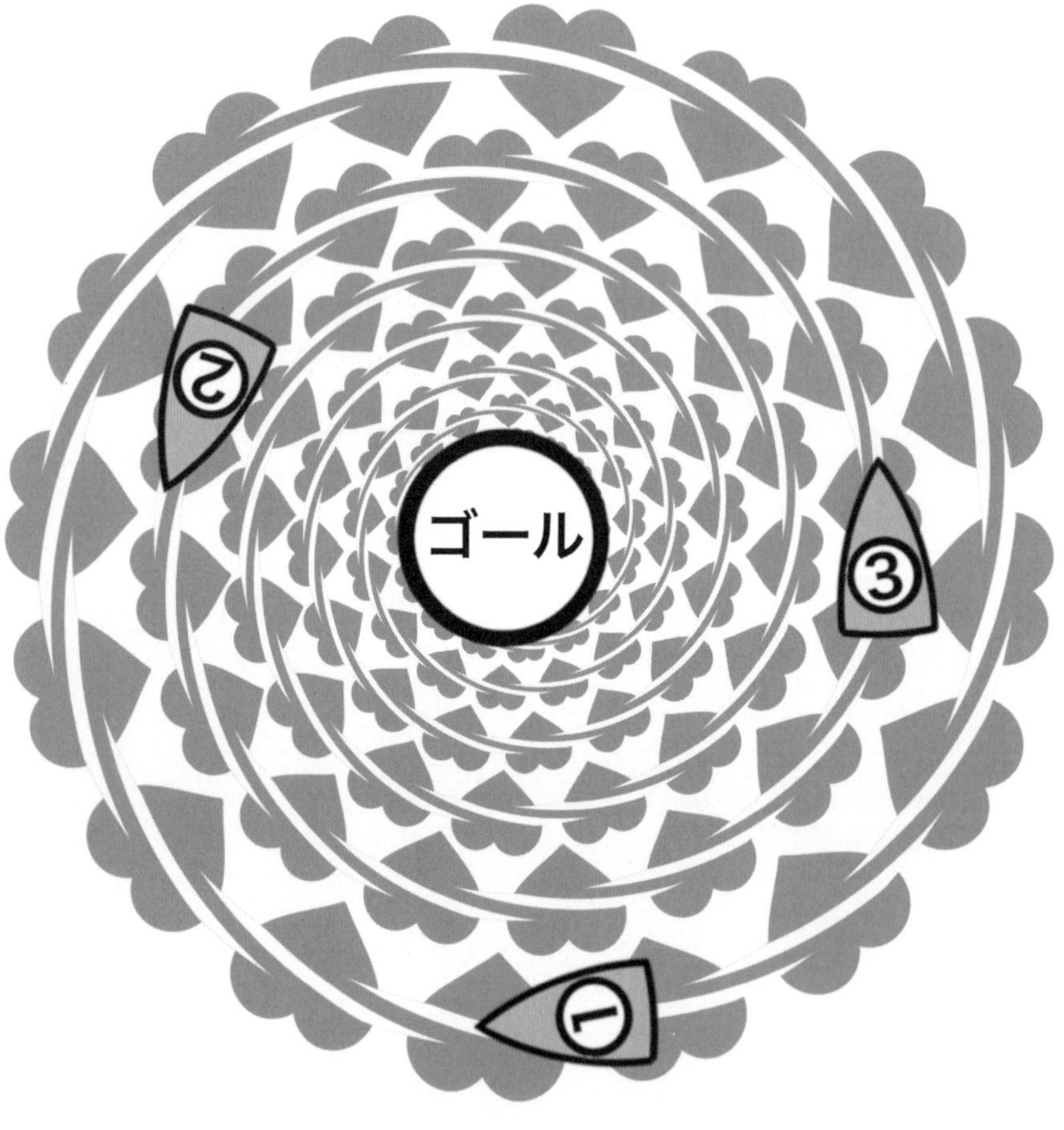

← 答えは97ページ

やさしい

問題 2

同じ模様が４つ線対称にかかれたハンカチ。
ミスプリントがあるために割引販売されていました。
そのミスプリントはどこでしょうか？

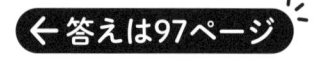

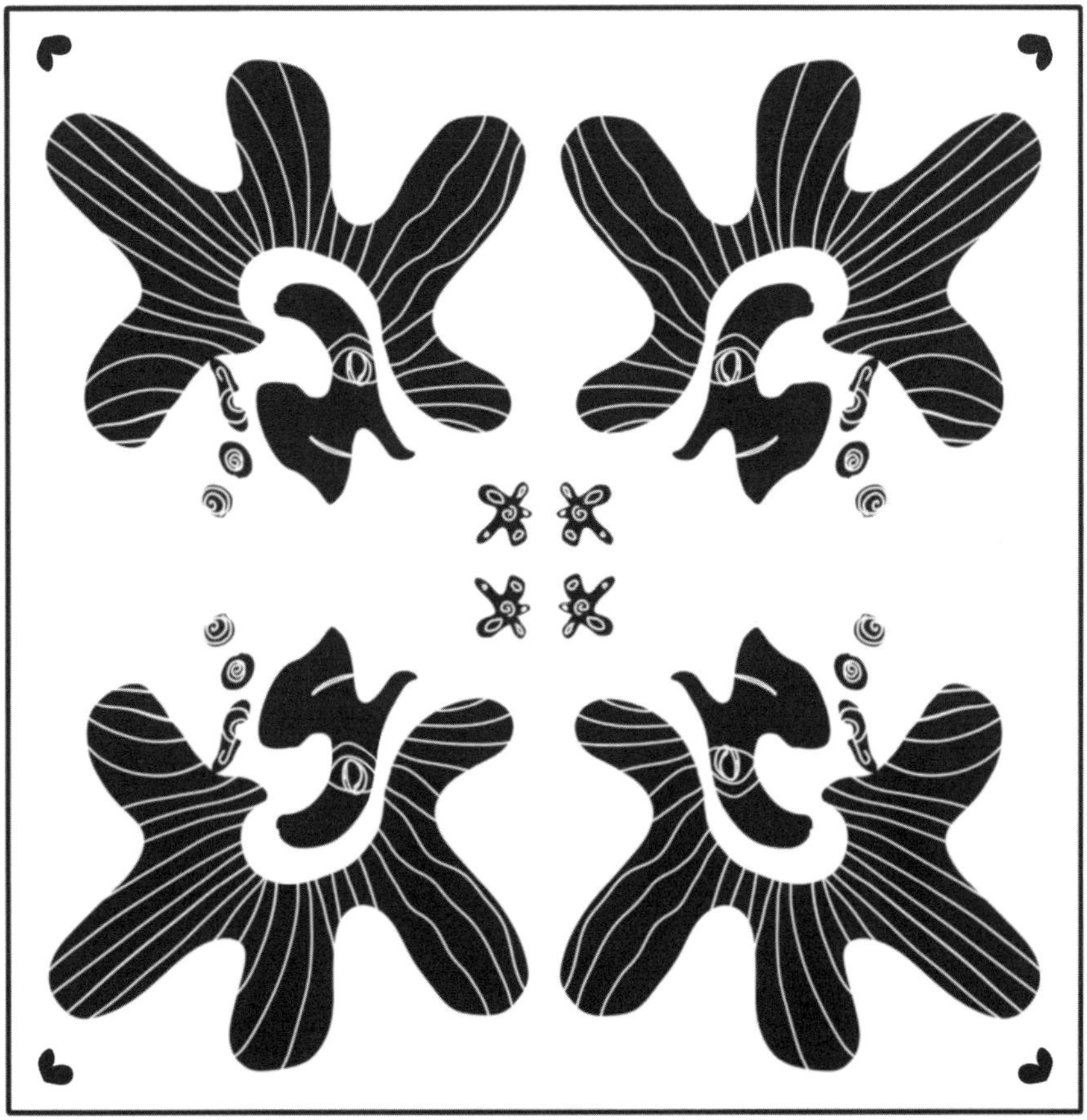

← 答えは97ページ

ふつう

問題 3

図Bは、図Aの陸橋の上の⬇地点から道路をながめた風景です。
しかし、図Aの車の配置に比べて図Bの車の配置には違いがあります。
何か所違っているでしょうか？

図A

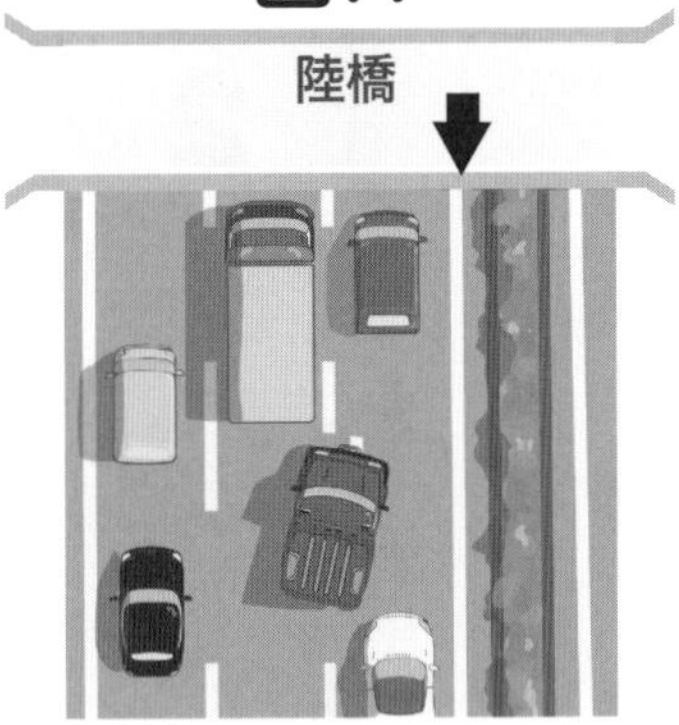

図B

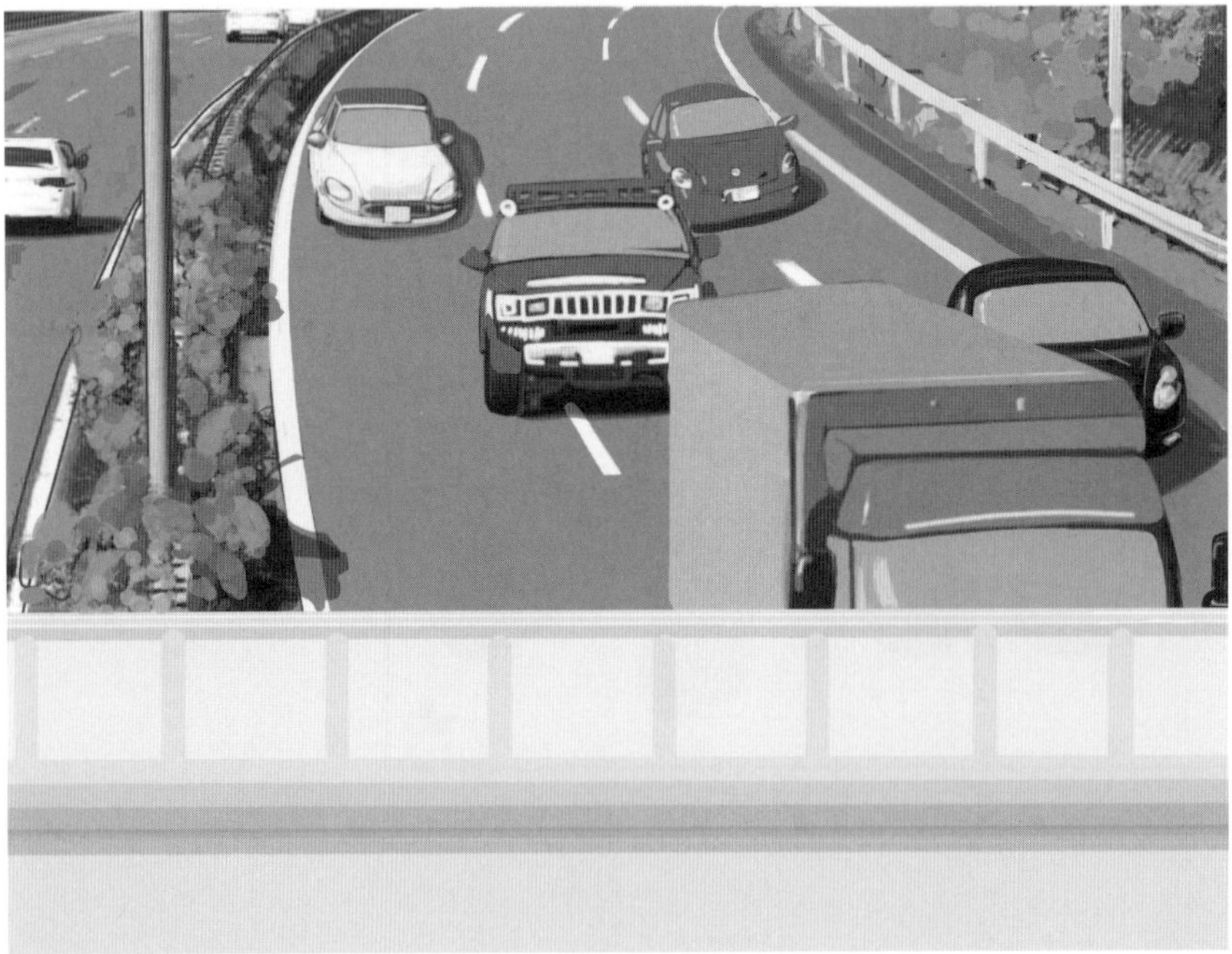

← 答えは97ページ

やさしい

問題 4

ネコがかかれたイラストがあります。ネコにとっての右方向を向いているのは何びきいるでしょうか？

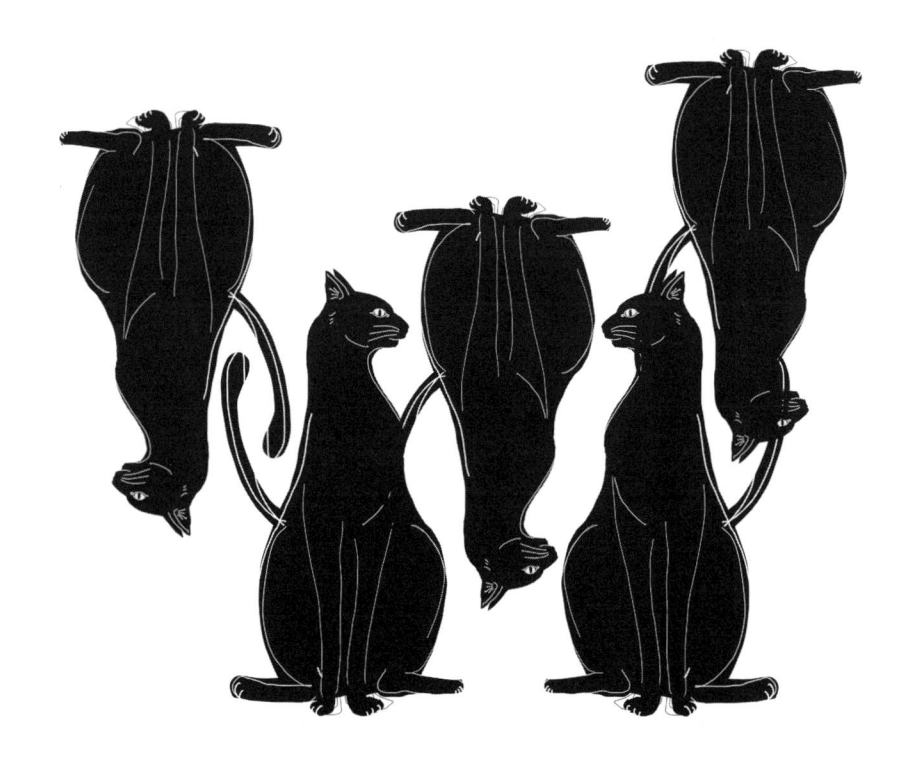

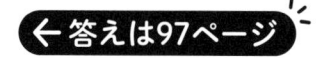

← 答えは97ページ

むずかしい

問題 5

落ち葉が降り積もった森の中に、ある動物がかくれています。どんな動物がかくれているでしょうか？

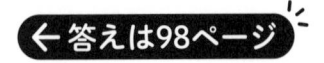

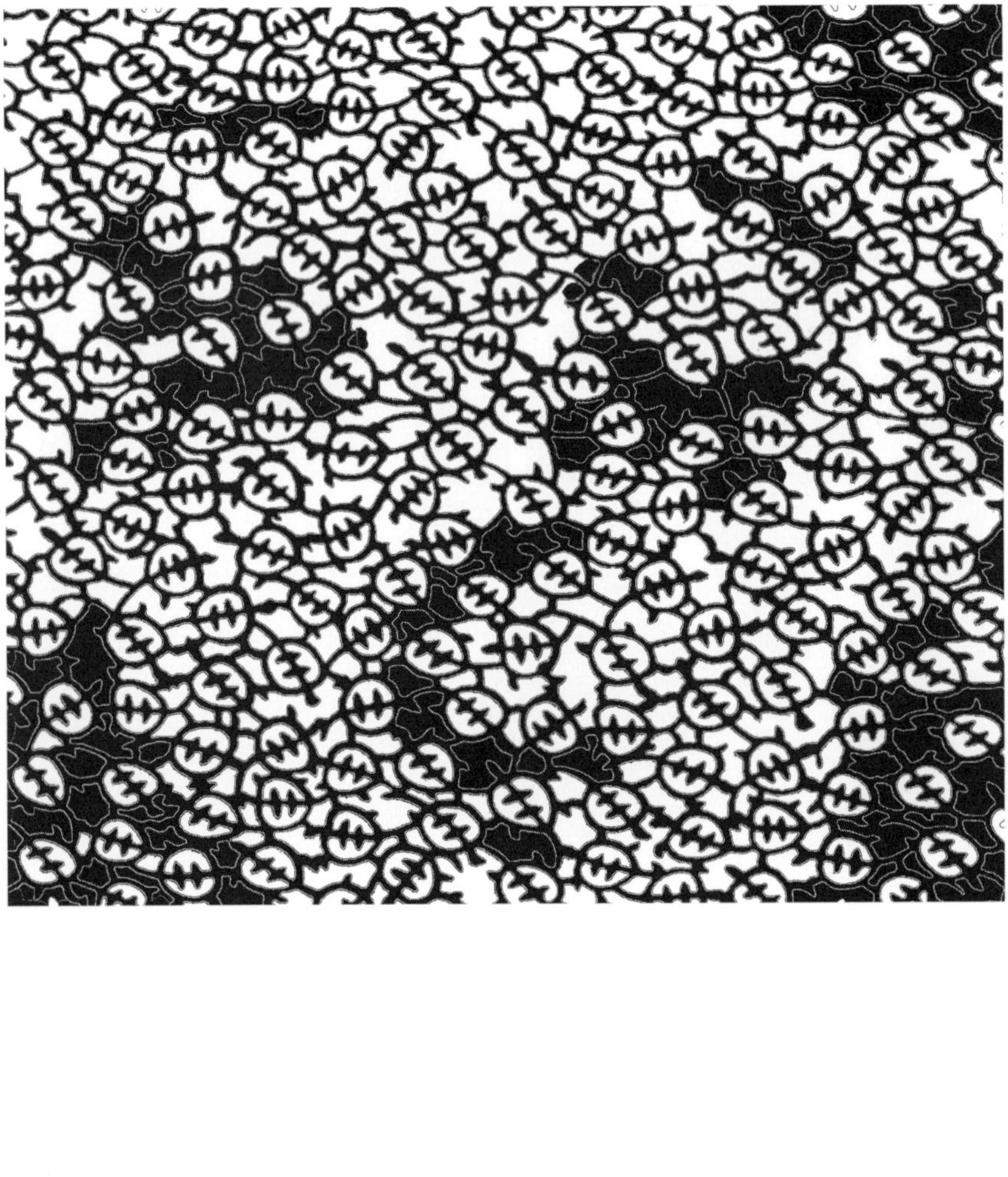

← 答えは98ページ

問題
6

やってみよう！

チューリップ回転テスト

頭をだますクイズに加えて、チャレンジのしがいがある「身体の運動」も認知機能向上には有効です。身体のなかでも最も神経の感度が高い「指先の運動」で脳を刺激しましょう！

チューリップ回転テスト

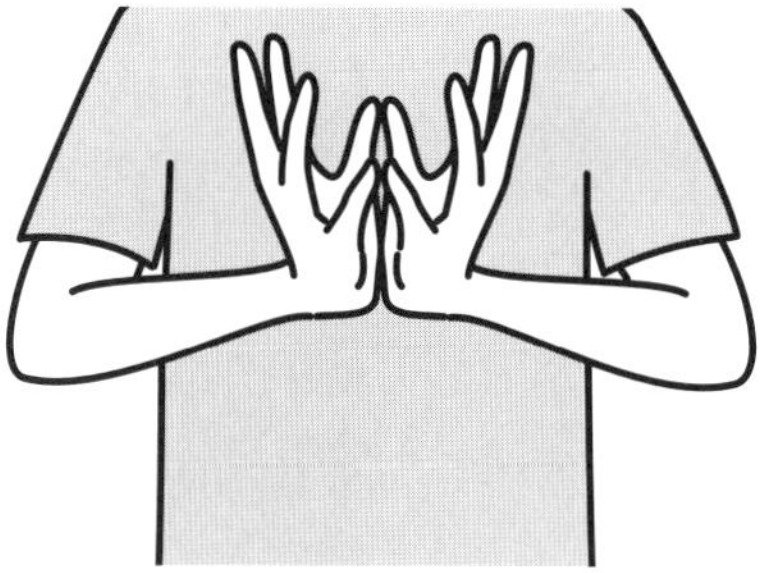

❶
胸の前で、両手の親指、小指、手首を触れさせて、チューリップの形を作ります。

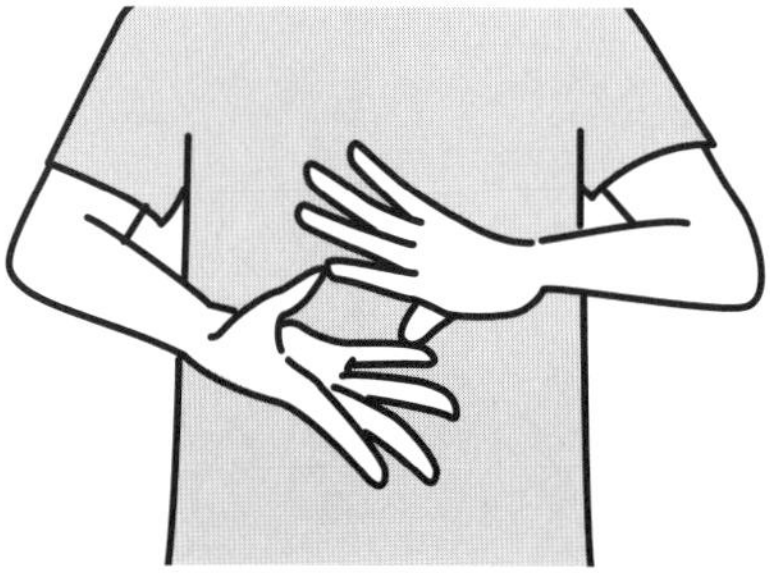

❷
チューリップの形を保ったまま、両手を離します。左右の手を回転させて、
・左手の親指を、右手の小指に合わせ、
・右手の親指を、左手の小指に合わせます。

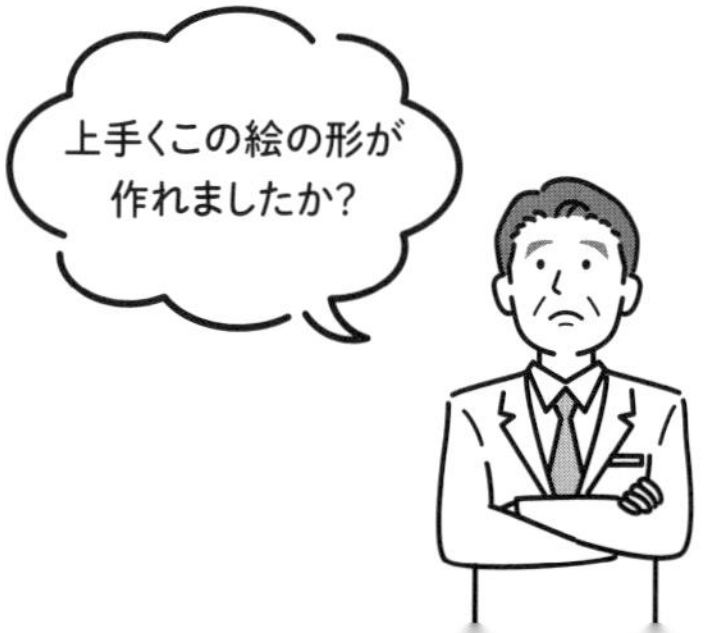

← 解説は98ページ

Column

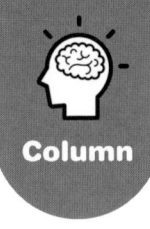

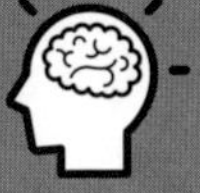

いくつになっても脳細胞は生まれ変わり続ける

加齢とともに筋肉や運動能力が低下していくように、脳も衰退していくと思っていませんか？　たしかに、以前は「脳細胞だけは、二度と新生も再生もしない」と言われてきました。

しかし**この説は今では嘘だとわかっています**。たとえば、記憶の座として知られる**「海馬《かいば》」では、神経細胞が毎日0・1％生まれ変わります**。新しく生まれる神経細胞を刺激して、衰弱していく神経細胞の後釜にする研究が進めば、「脳の不老」を現実にするエビデンスが蓄積されていくでしょう。

ところで人間の精神の活動を表す言葉に「知、情、意」があります。「知」とは知能、「情」とは喜怒哀楽などの感情、「意」とは決心して実行しようとする意志のこと。ややもすると「知」ばかりが重視されますが、実際には「情」「意」があってこそ「知」は伸びます。逆に「知」が育つことはその人の「情」「意」に良い影響をもたらします。

だから**「知」は記憶や計算だけではなく、びっくりしたり、感動したり、悔やんだりすることで成長していく**のです。

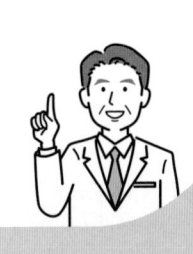

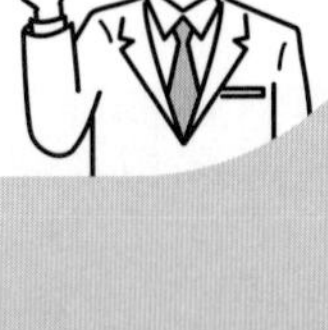

むずかしい

問題 7

上下さかさまに置かれた2枚の浮世絵には、5つの違いがあります。どこが違っているでしょうか？

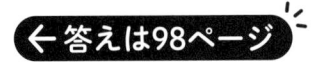

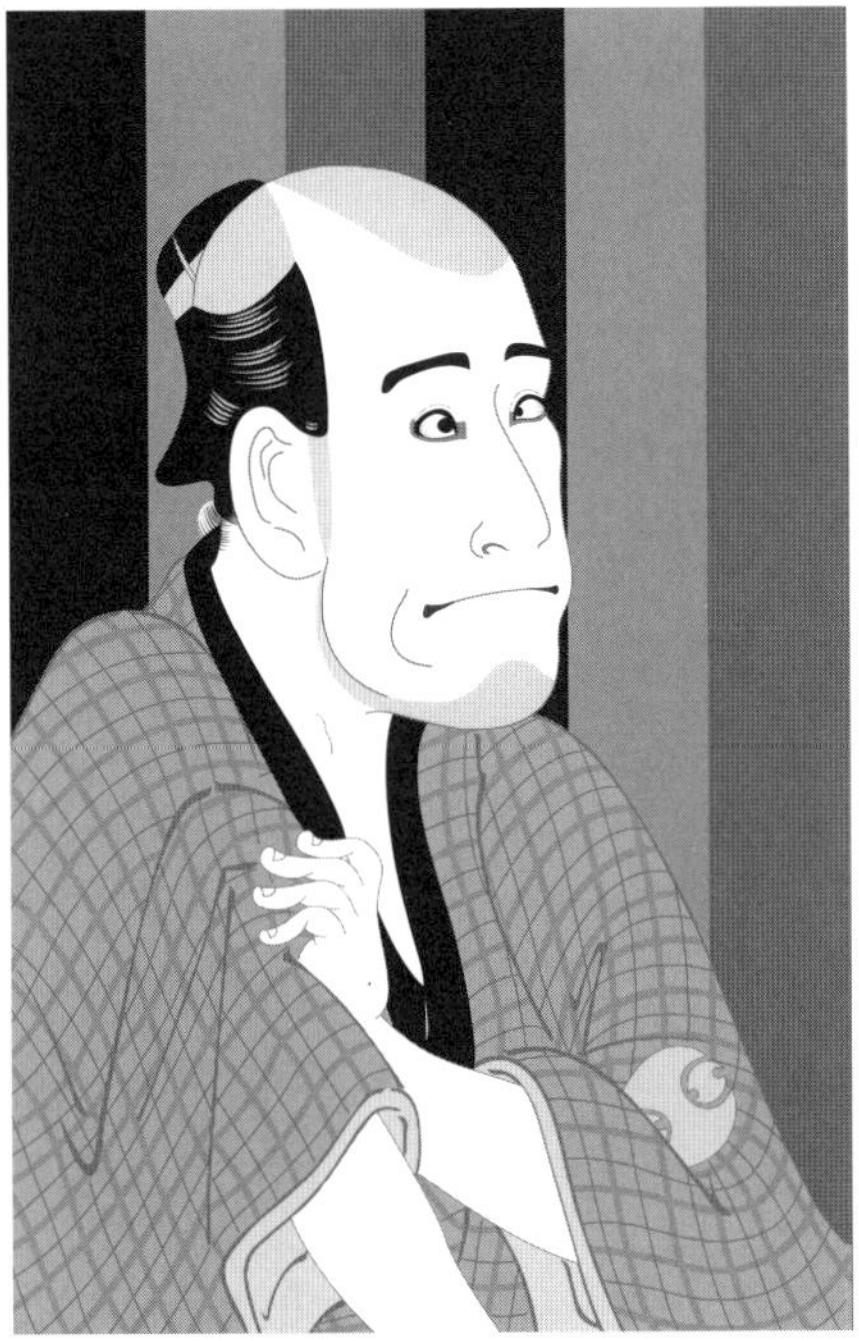

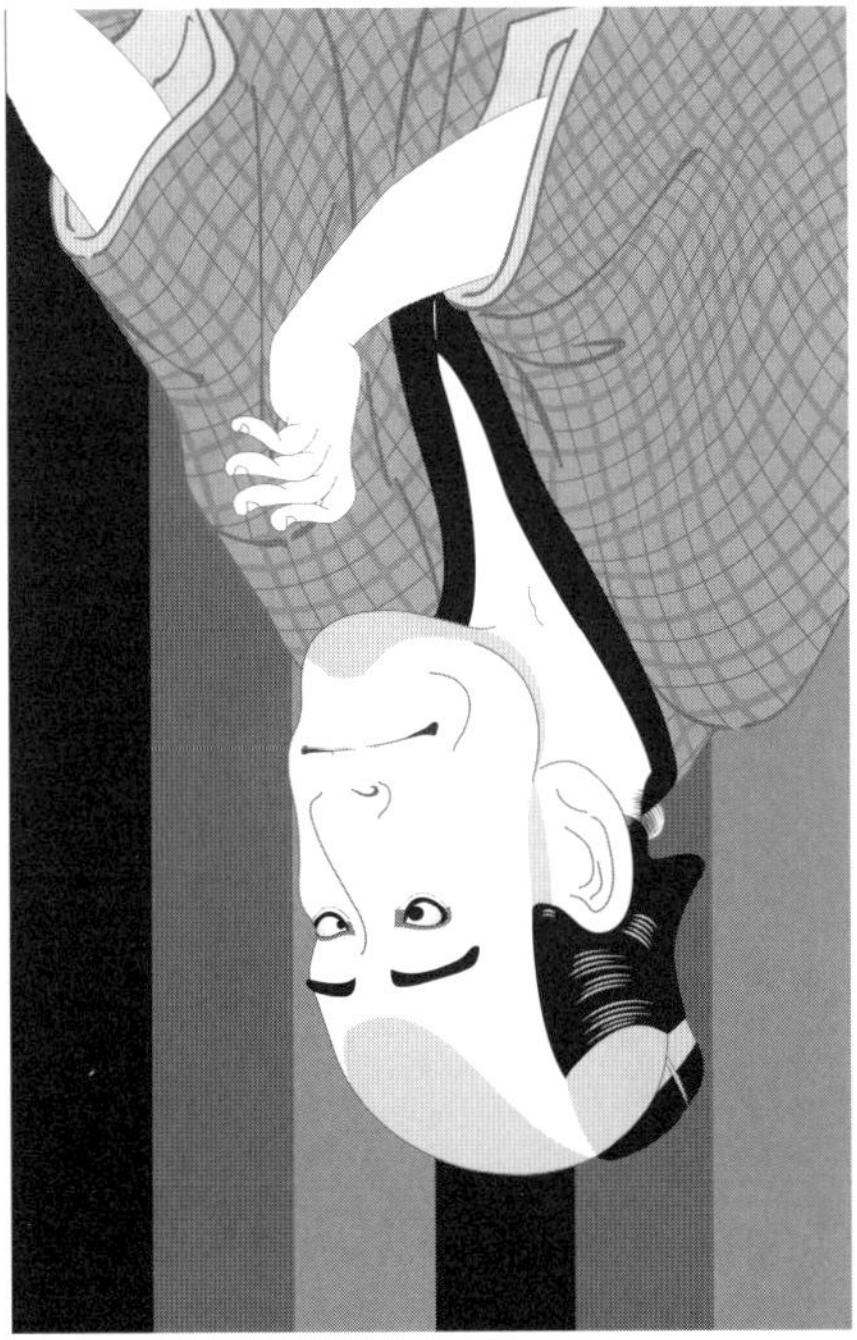

← 答えは98ページ

ふつう

問題 8

ひらがなのパズルが、バラバラになってしまいました。

①字をうら返しにしなくても作れる都道府県名を、１つ答えてください。

②字をうら返しにすると作れる都道府県名を、３つ答えてください。

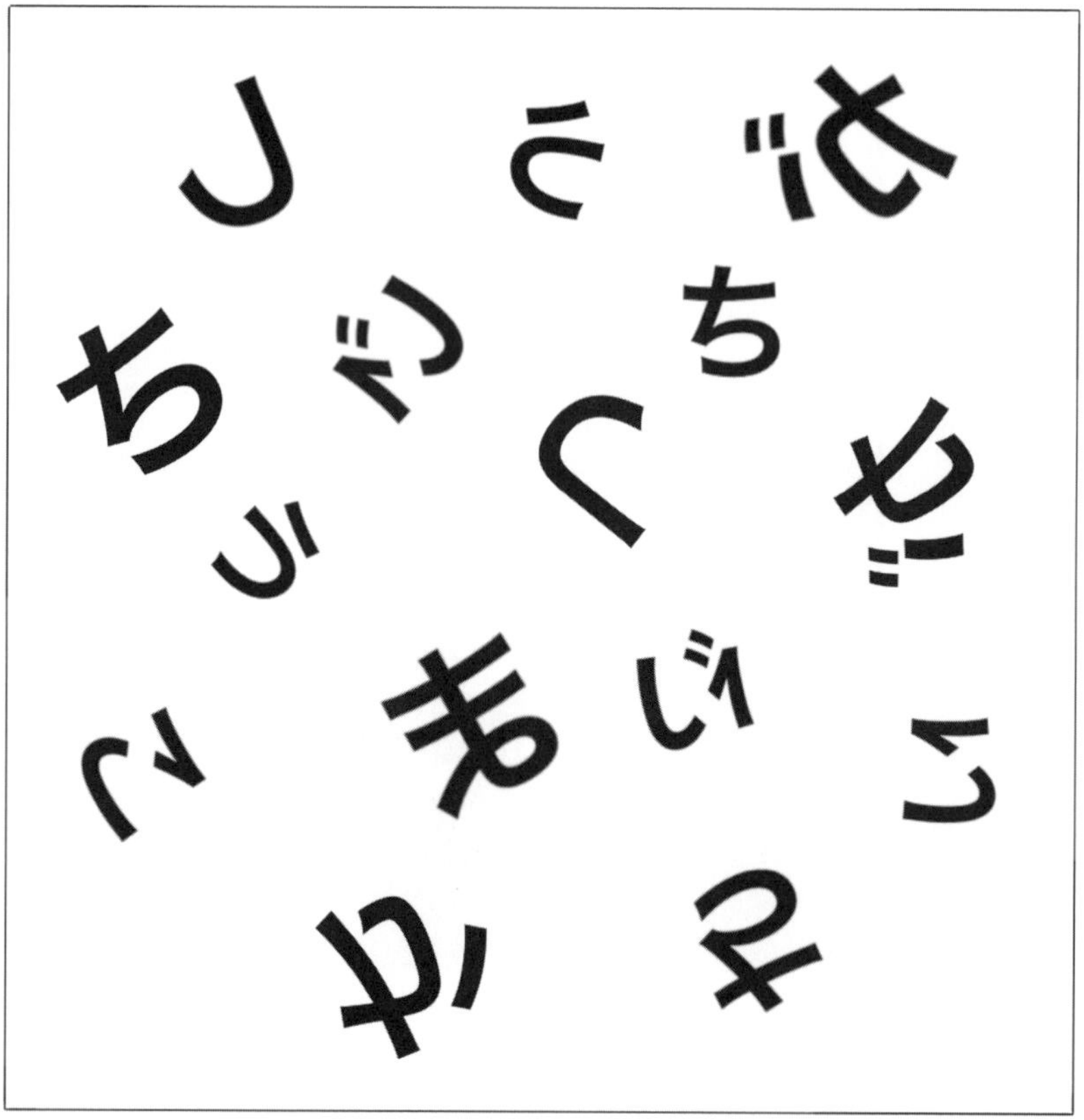

← 答えは98ページ

むずかしい

問題 9

線Aと同じ長さの辺は、図形の中に何本あるでしょうか？
（見える範囲の線に限り、Aも1本と数えます）

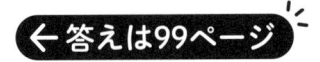

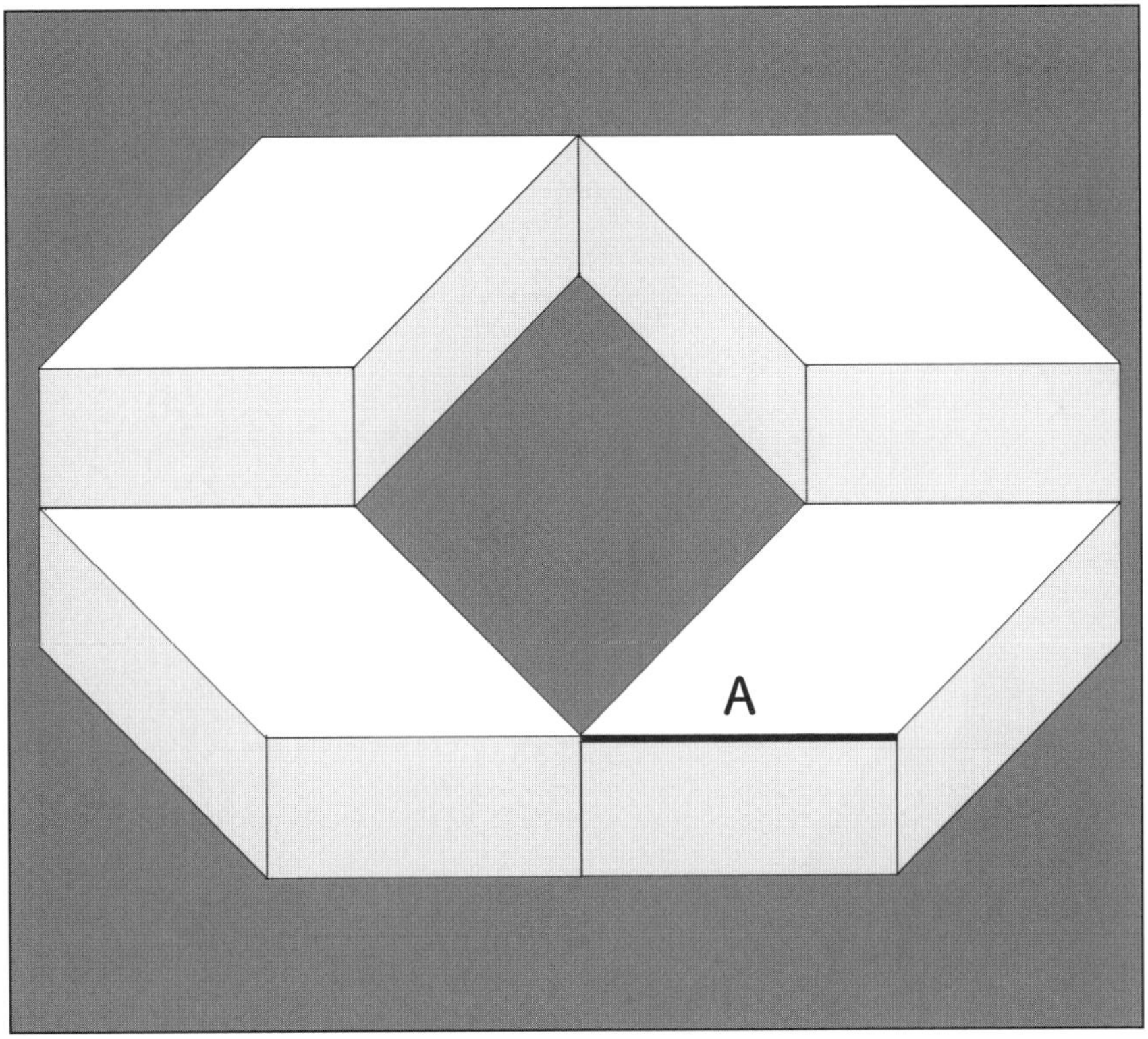

← 答えは99ページ

むずかしい

問題 10

左の絵は、日常で見慣れた3つのもののシルエットの一部です。さて何でしょうか？　A、B、Cそれぞれ答えてください。

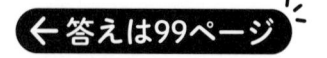

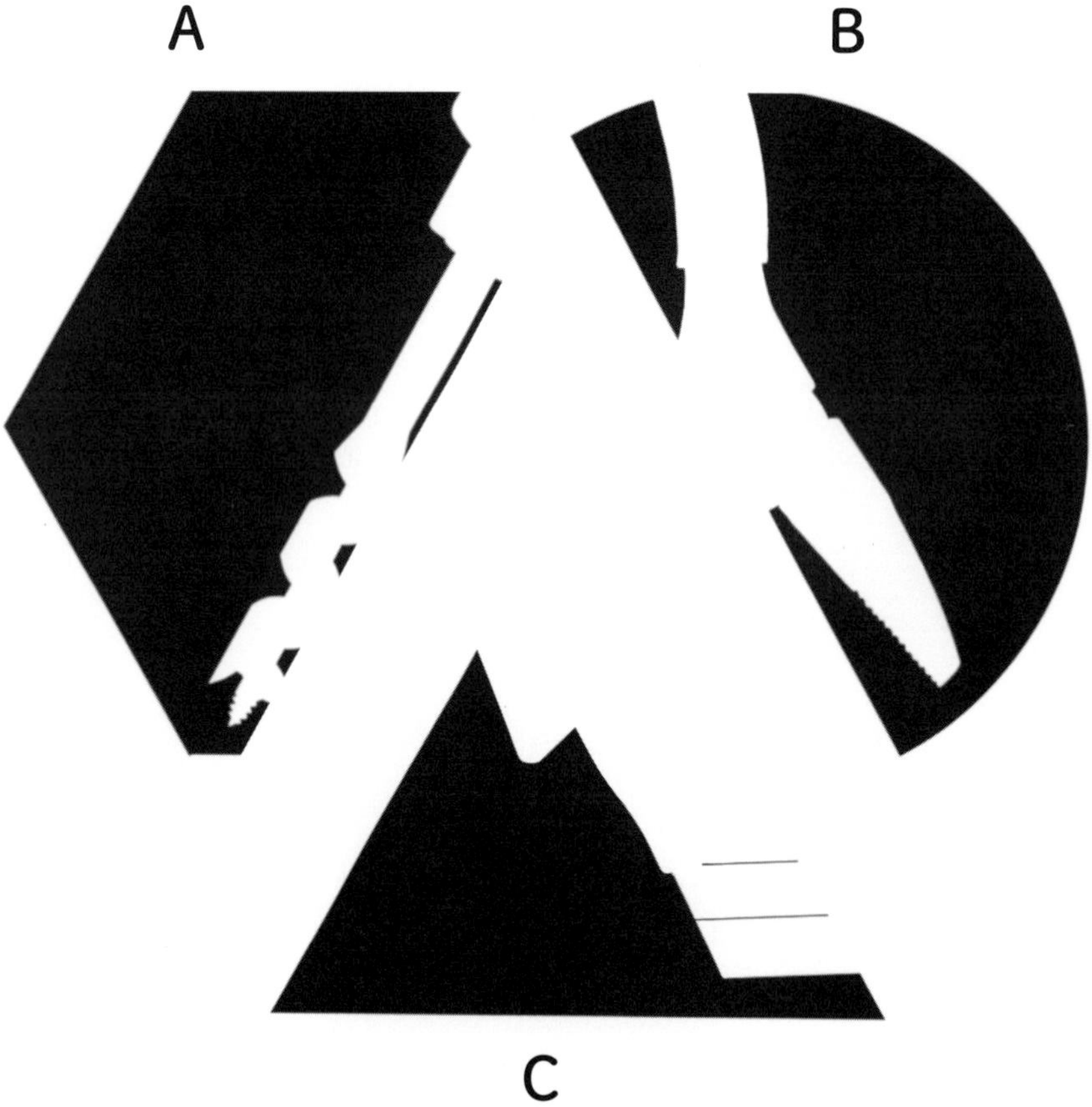

← 答えは99ページ

やさしい

問題
11

いくつかのものが重ねてかかれたイラストがあります。
この中で、明らかに種類が違うものを見つけて、
その名前を答えてください。

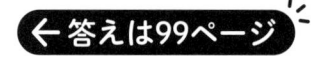

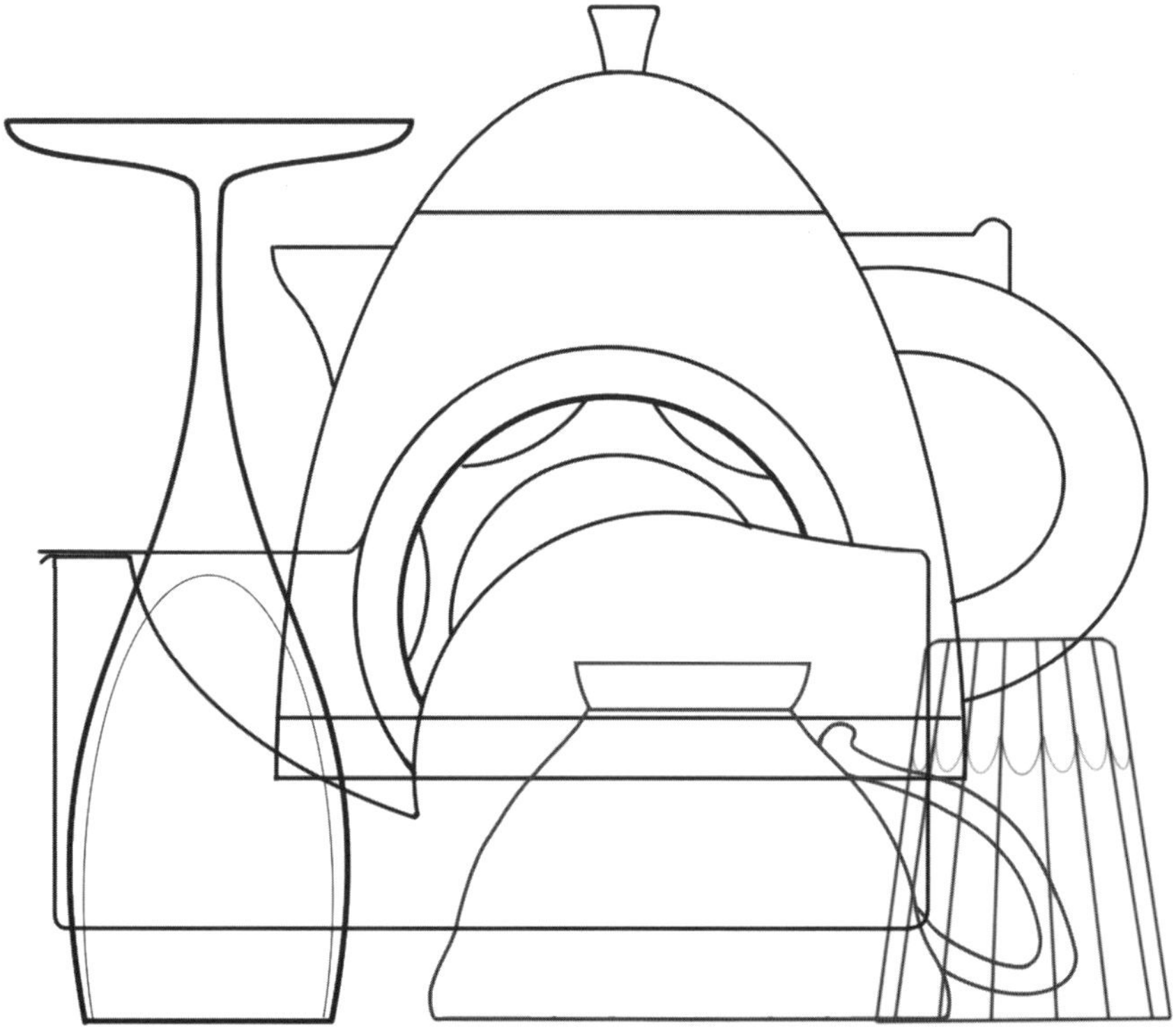

← 答えは99ページ

問題

12

やってみよう！ デュアルタスクトレーニング

近年、臨床研究の蓄積により、「デュアルタスク」の運動は認知機能が健全な人はもちろん、認知症予備軍（MCI）の人・認知症の人にも有効なことが示されています。デュアルタスクとは、2つの動作を同時に行うこと。その効果は認知機能の改善のみならず、運動・日常生活動作・QOL（クオリティオブライフ：生活の質）の改善まで及ぶとされます。

トレーニング①「すりすりトントン」

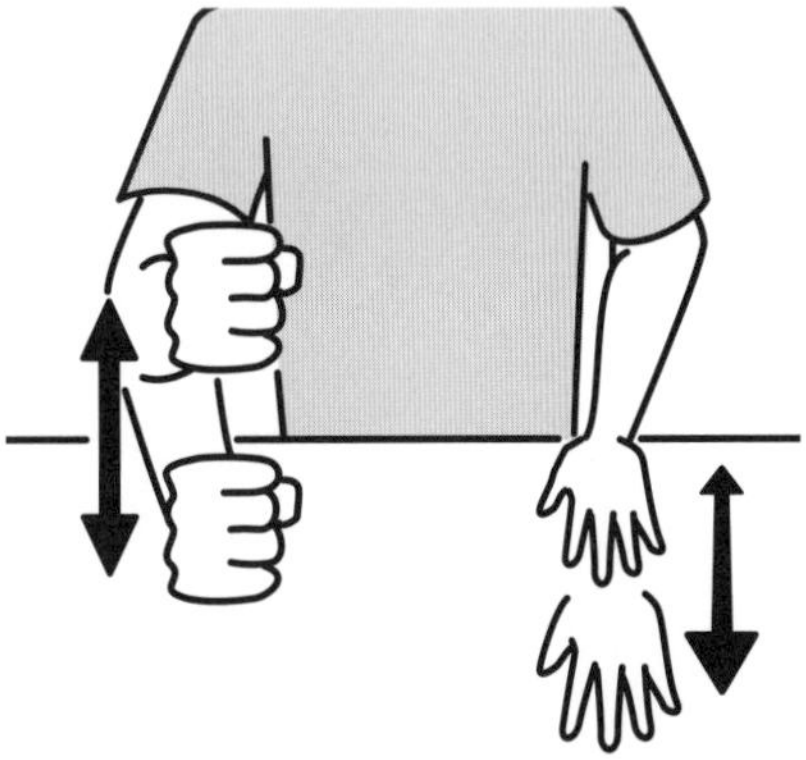

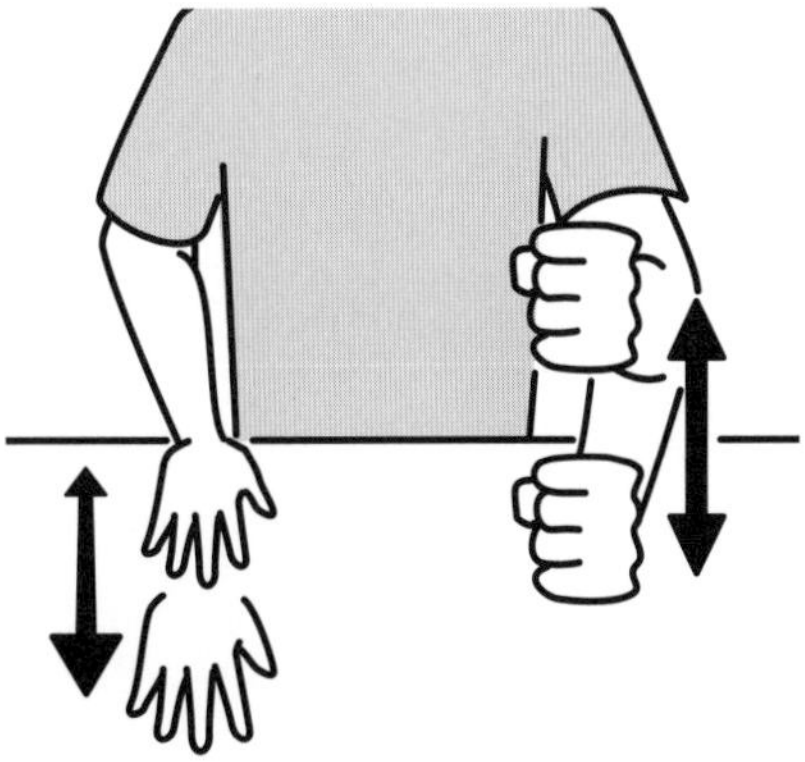

❶
テーブルの上に両手を置きます。

❷
右手をグーにして、上下に動かします。
左手をパーにして、前後に動かします。
これを両手同時に10回繰り返します。

❸
10回終わったら、左右を入れ替えましょう。
右手をパーにして、前後に動かします。
左手をグーにして、上下に動かします。
これを両手同時に10回繰り返します。

❷と❸を繰り返します。1日5セットが目安です。

デュアルタスクのポイントは、やっている最中の「まごつき」です。「まごつき」とは、思うように指示を実行できない自分への焦り。「おかしい、こんなはずでは…」と試行錯誤を繰り返し、ようやく「やった！！」と達成することで、使われていなかった神経細胞や神経回路の活性化が期待できます。

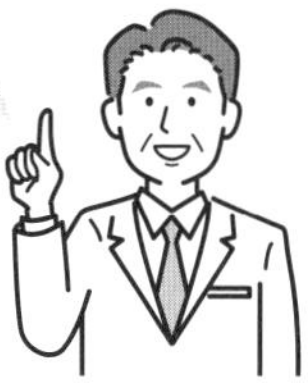

トレーニング②「ふきんとボール」

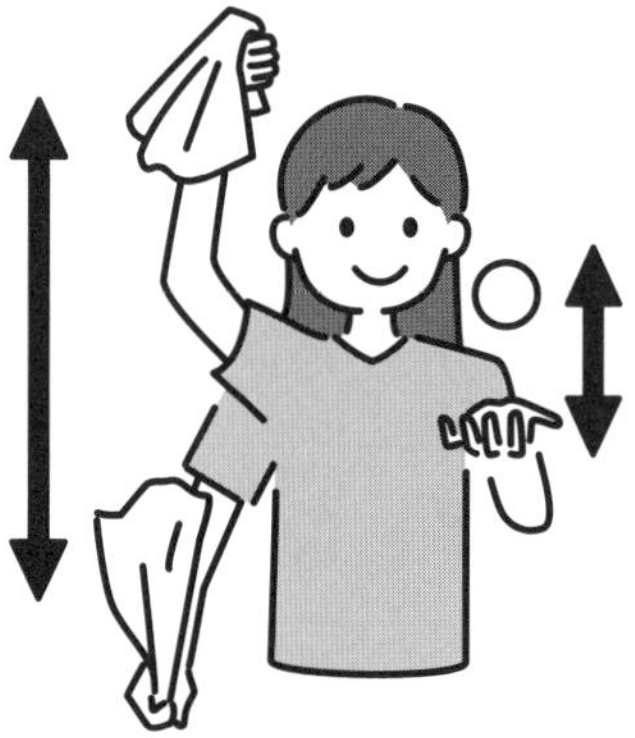

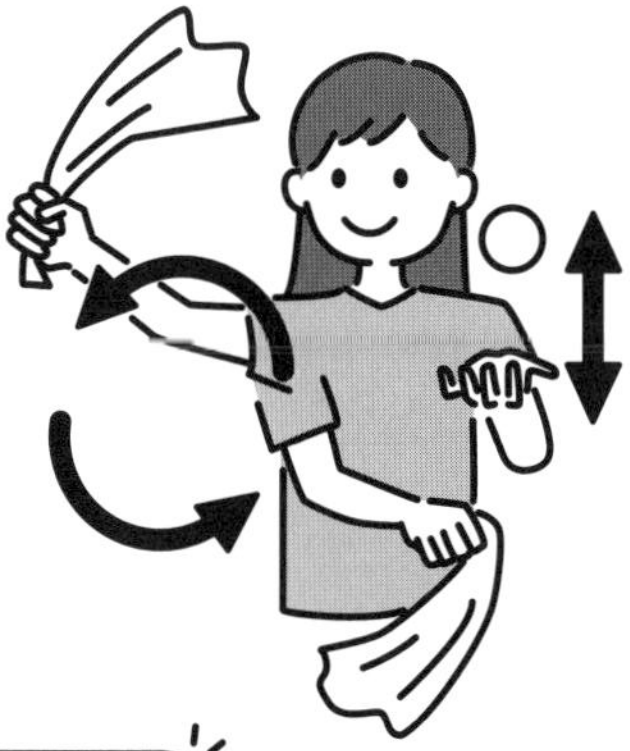

❶
右手にふきんをもって上下にふり、左手でボール（新聞紙を丸めた物でもOK）を真上に投げて、キャッチします。

❷
両手同時に❶を行います。目安は1分。できたら、手を入れ替えてまた１分行います。

❸
慣れてきたら、ふきんを持った手を、ぐるぐるとまわしてみましょう。

← 解説は99ページ

Column

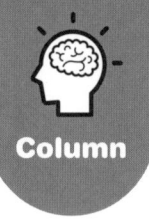

デュアルタスクトレーニングをやっているときの頭の中

デュアルタスクを課された脳は、どのように動いているのでしょうか？まず「動きをまねしよう」と企画（計画）し、次に実際に体を動かしてみて「これで本当に合っているのか？」と管理・制御します。ここまでのプロセスには、使い捨て記憶である「作動記憶」が用いられます。

この2つの働きをコントロールするうえで要となるのは「注意の分割」です。さらに動作を正しく続けるためには集中・注意の持続が必要です。

こうした能力の多くをつかさどるのは、脳の司令部「前頭葉」です。前頭葉は、側頭葉や頭頂葉など他の脳の部位に指示します。

つまり、**デュアルタスクという新しい動作によって「前頭葉の活性化」をうながせば、前頭葉だけでなく他の脳の部位の活性化も期待できます。**

そうは言っても、ほとんどの人はデュアルタスクのような新しいことが苦手。うまくできず、取り組むことに抵抗感を覚えるかもしれません。しかしここで挫折してはなりません。それを乗り越えれば、必ず「克服した」という成功体験が待っていますよ。

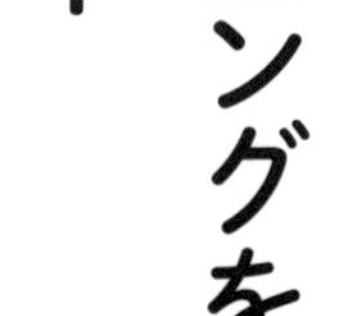

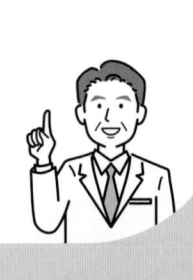

ふつう

問題

13

①②③の順番で、タオルを山折りに（グレーの点線が外側に来るようにして）たたみました。
このタオルにかかれた文字はAとBのどちらでしょうか？

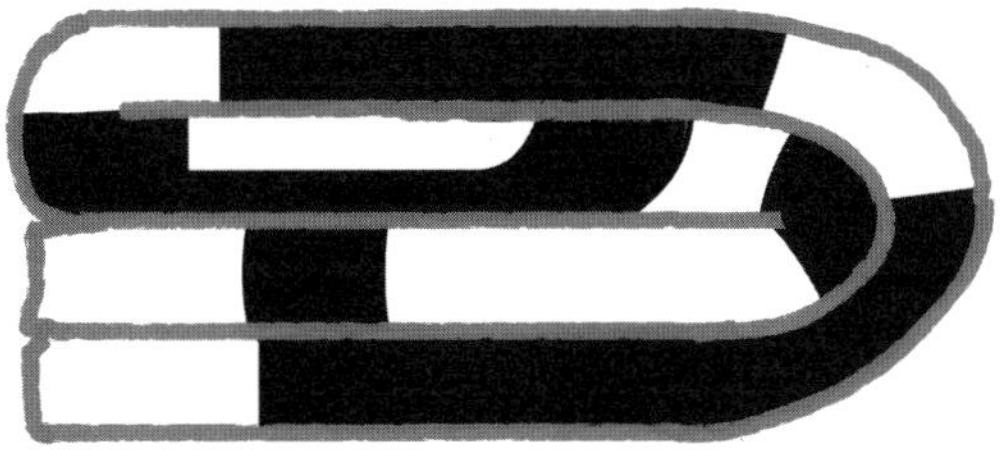

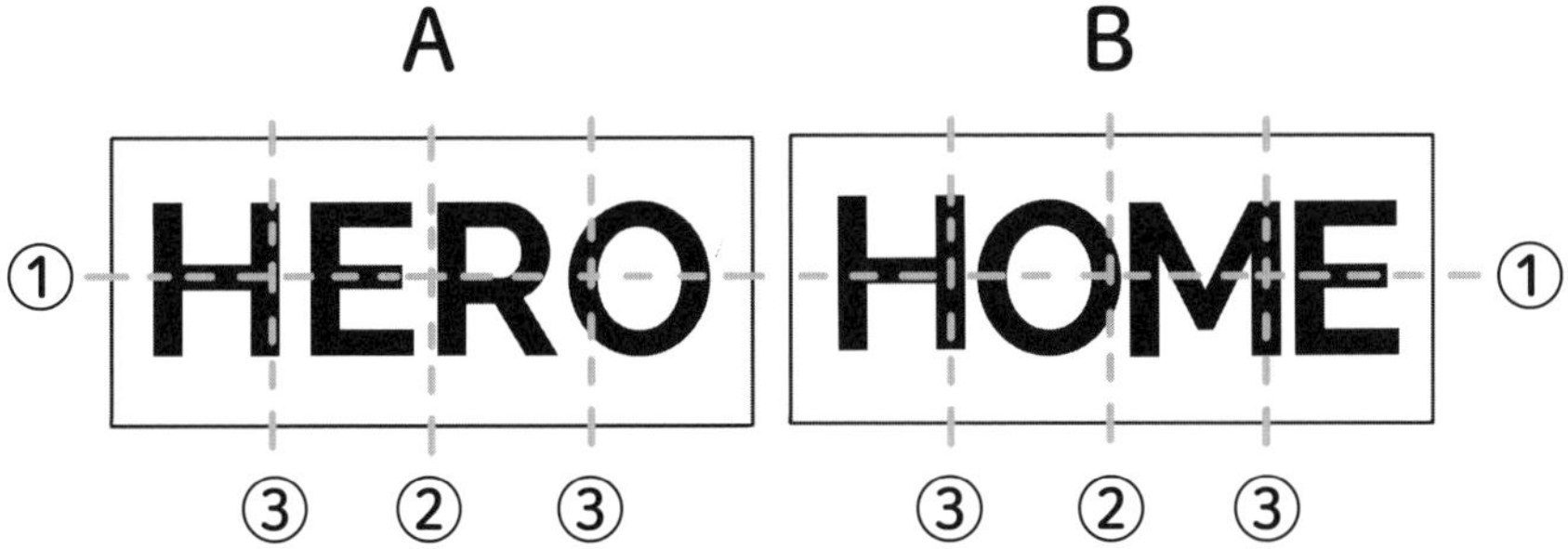

← 答えは100ページ

むずかしい

問題 14

3人の男女が、鏡の前でゼッケンをつけて踊っています。
それぞれの人のゼッケン番号を答えてください。

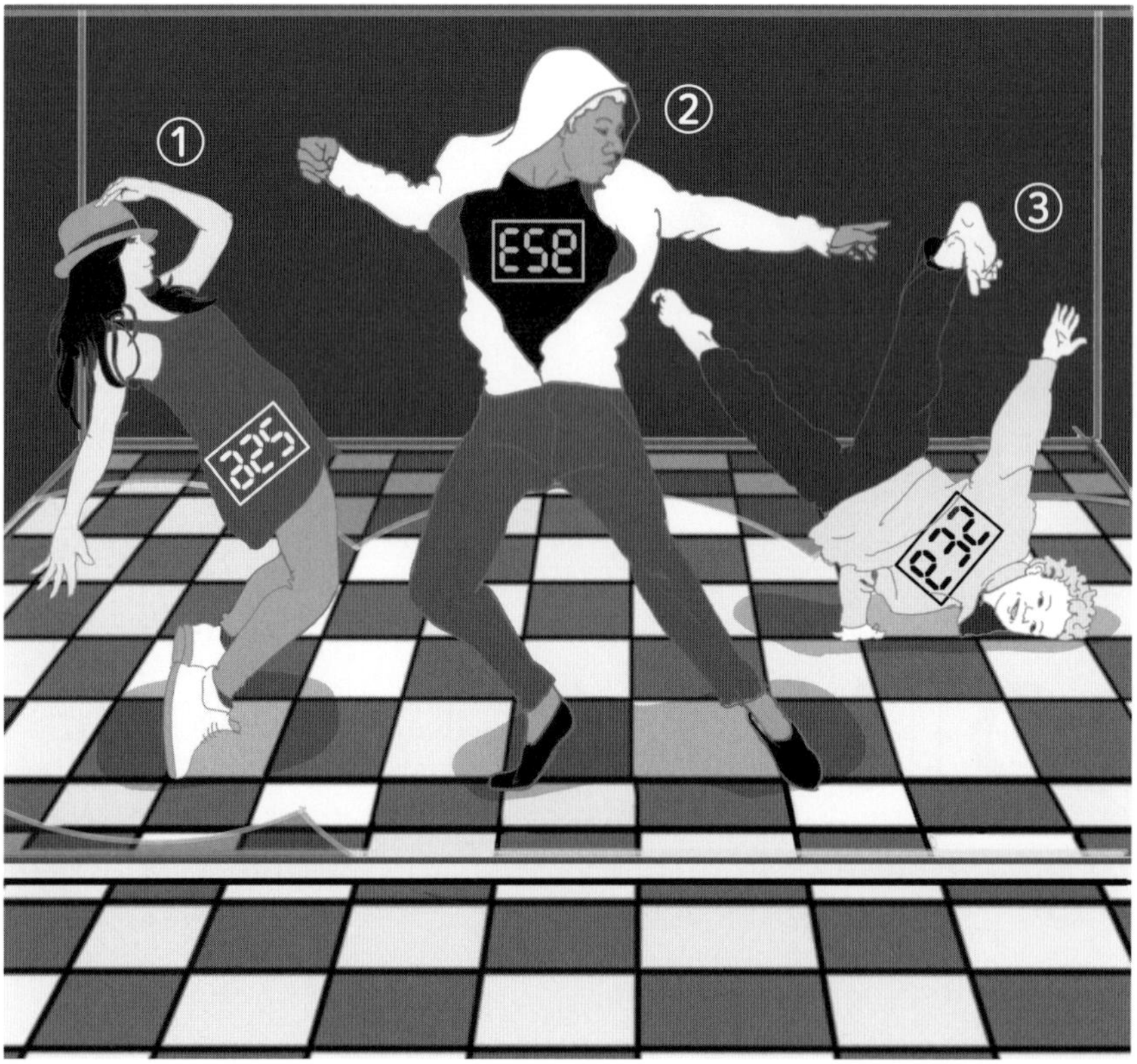

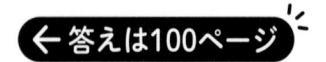

← 答えは100ページ

ふつう

問題 15

3つのボートが同じ速さで線の上を走っています。中央のゴールに1番にたどり着くのは、どのボートでしょうか？

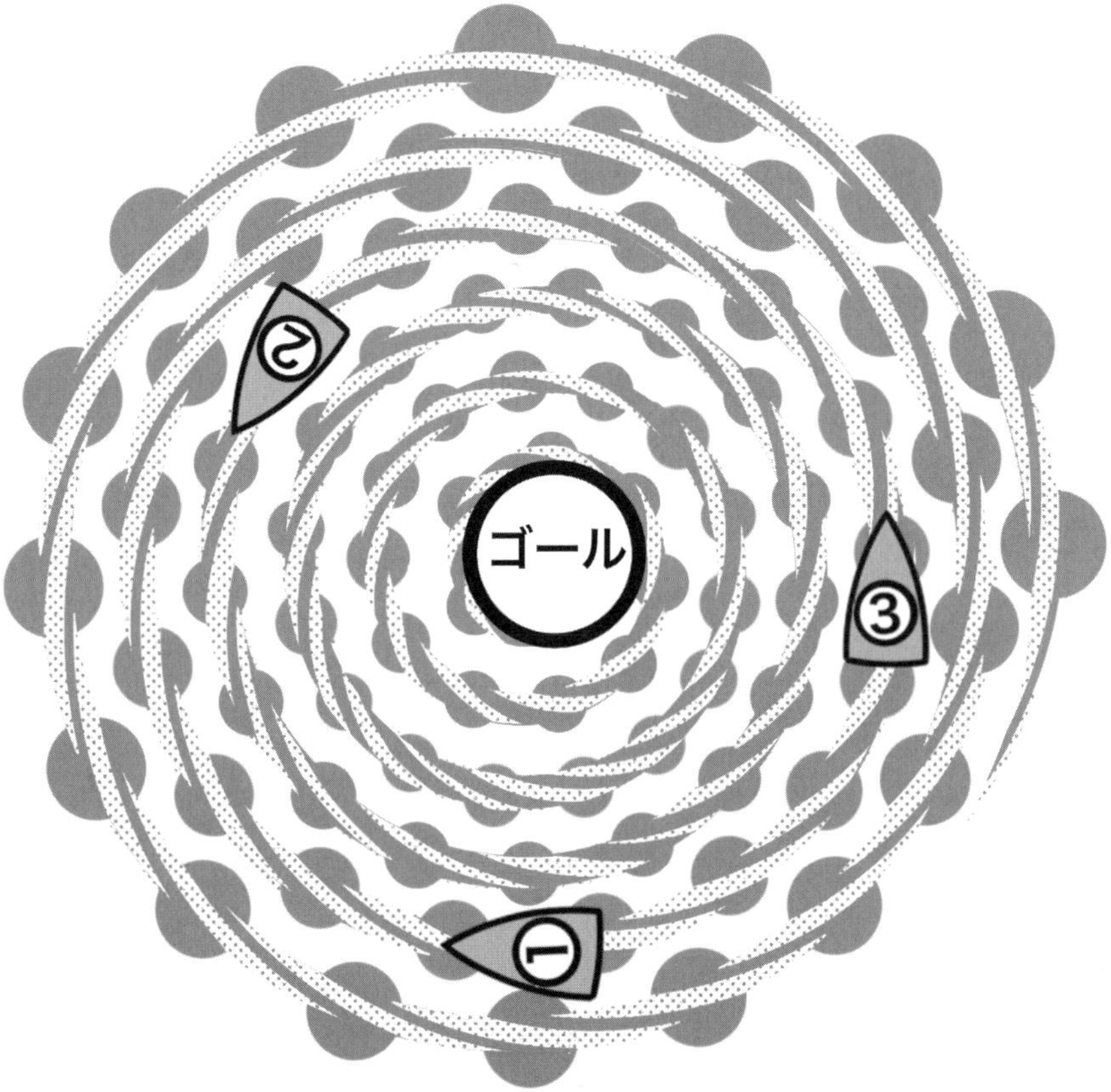

← 答えは100ページ

ふつう

問題 16

古いアルバムに挟まれていたスケッチ。時間が経ってところどころ薄くなっています。さて、何がかかれていたでしょうか？

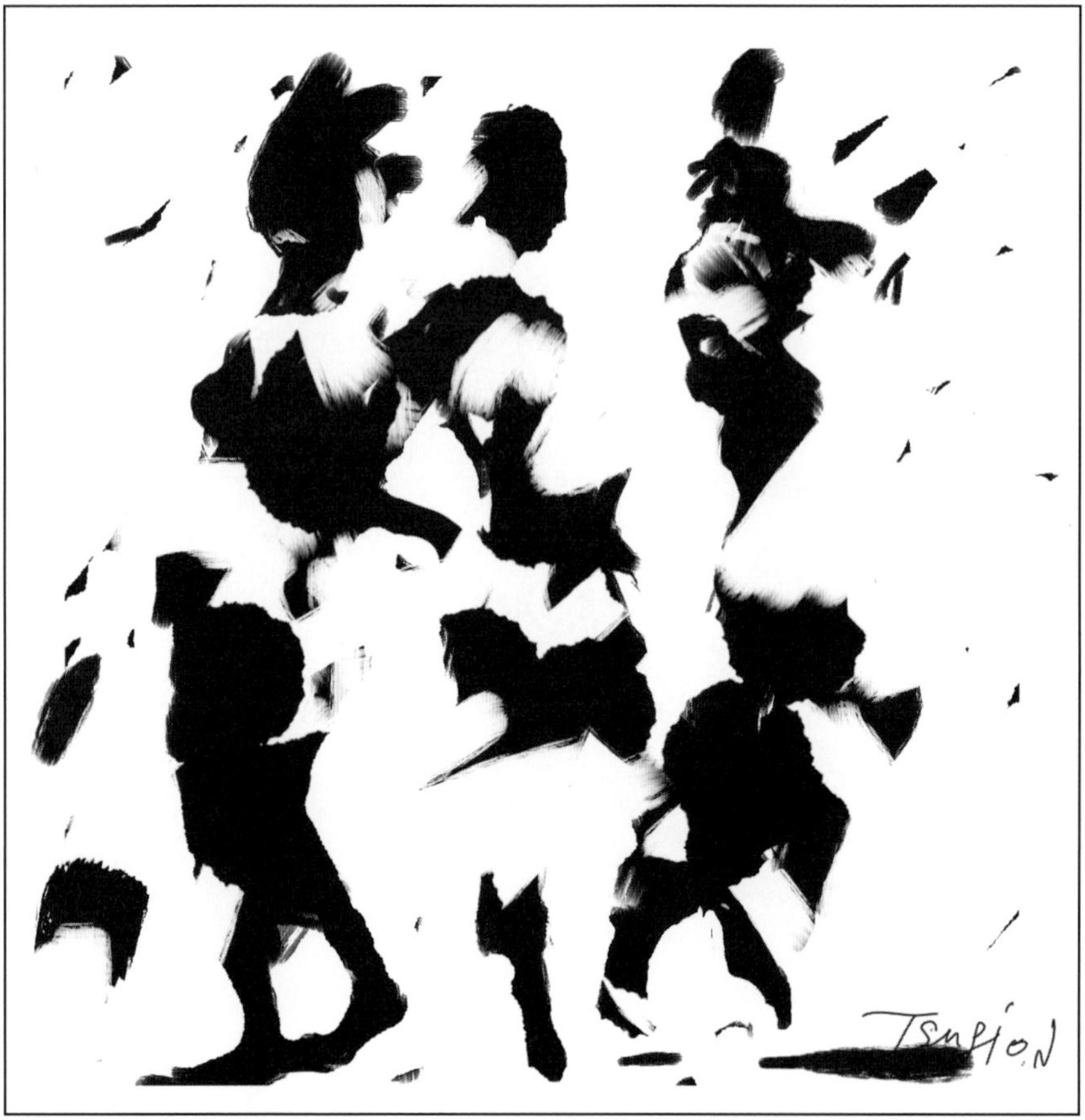

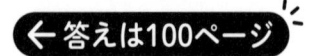

← 答えは100ページ

ふつう

問題 17

新しいアフターヌーンティーのお店に来ました。ただ、店員さんも不慣れで、なかなかメニュー通りのものが出てきません。メニューと同じセットが提供されているのはどれでしょうか？

メニュー

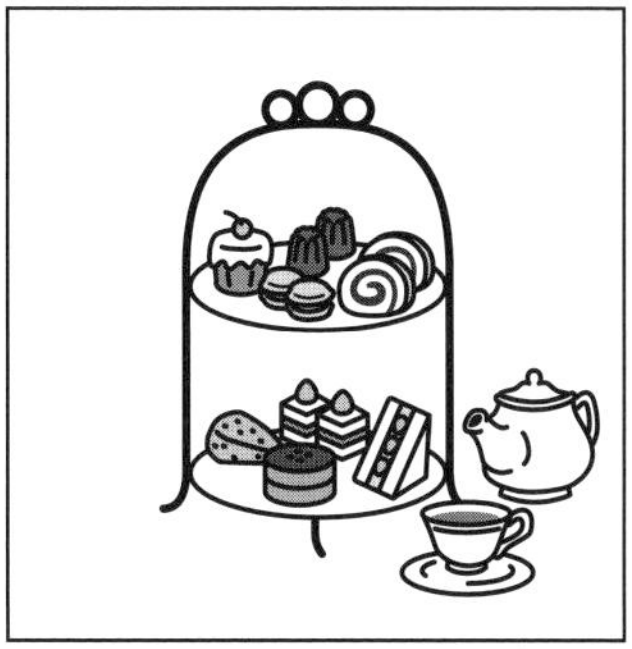

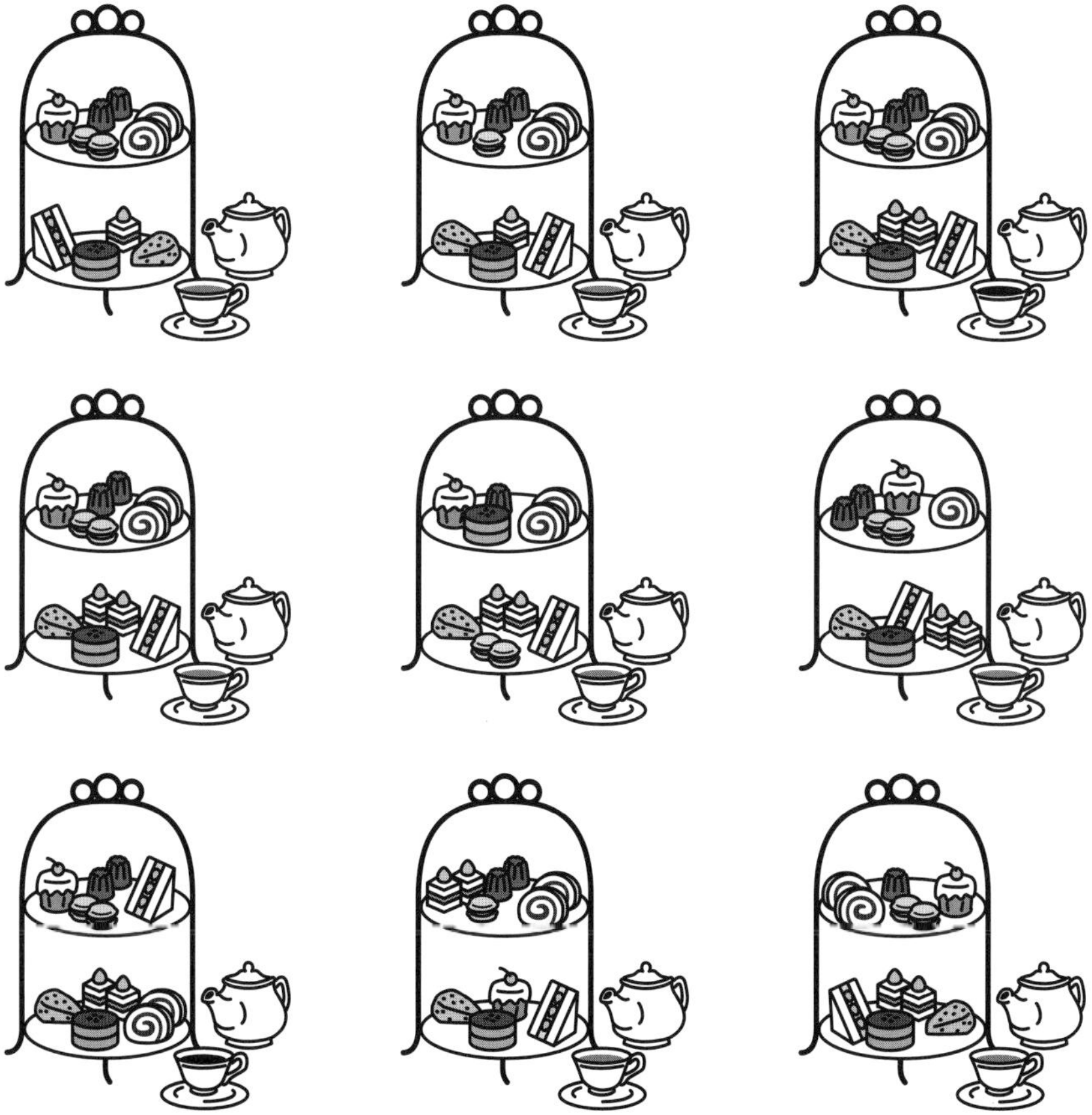

← 答えは101ページ

問題
18

やってみよう！

点をつないで正方形を作ろう

「あぁやられた！」という感覚を楽しんでいただけているでしょうか。予想外の答えに驚いたり、だまそうという出題者の狙いを見やぶって楽しんだり、新しい刺激に脳がフル回転していることだと思います。さて、今度は○と・を使ったシンプルな問題です。ぜひ答えを予想しながら、手と目を使って楽しんでみてください。

○と・のゆがみクイズ

A

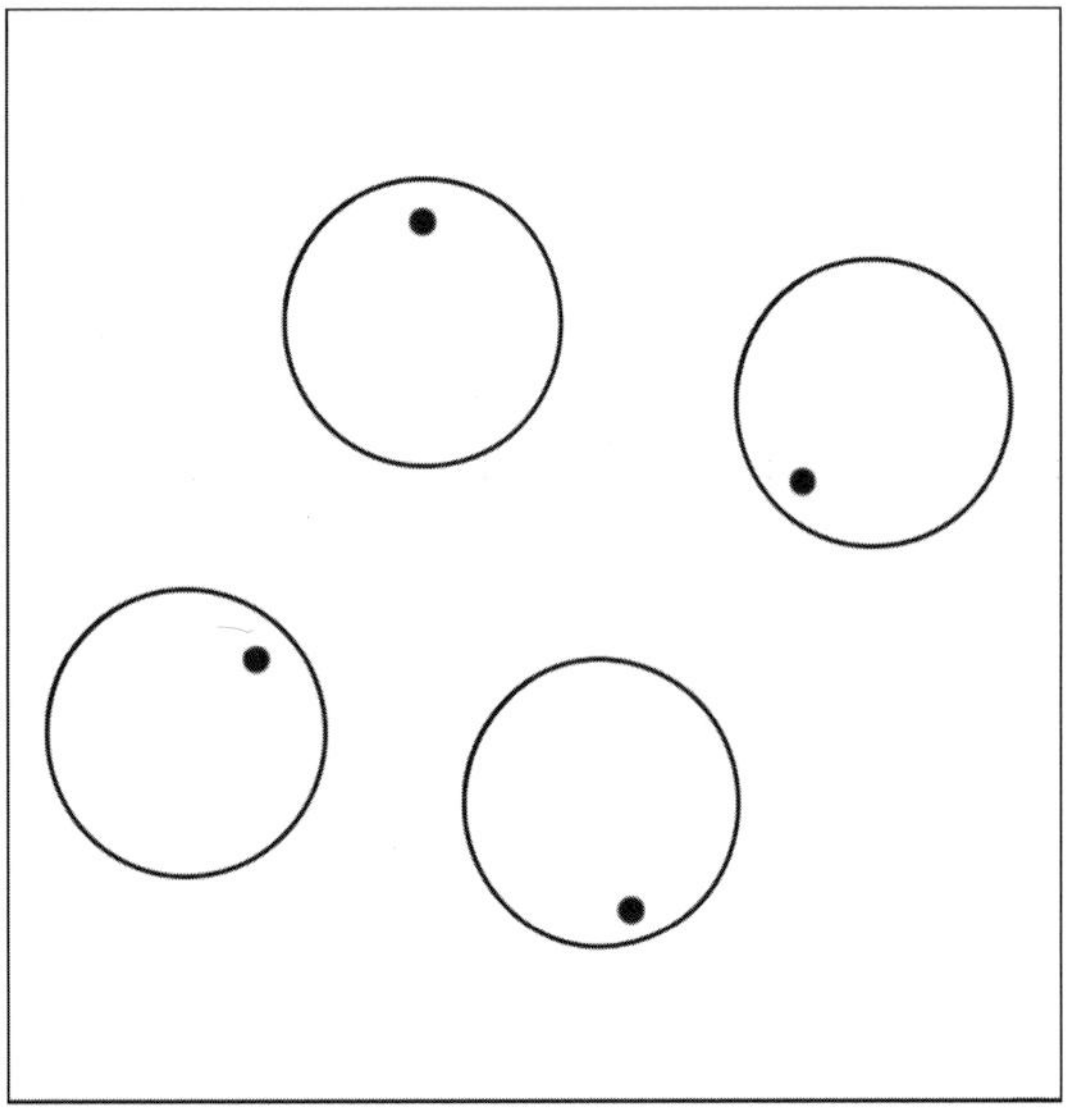

❶
A、B、Cの3つの画像のうち、「・を結ぶと正方形になるもの」が1つだけあります。まずは目で見て、記号で答えてみましょう。

❷
次に、ペンで・をつないで、どれが正方形だったのか答えを確認してみましょう。

目からの視覚情報の処理を担うのは脳です。脳は外の世界を認識・判断する神経回路を作り上げ、入ってくる情報処理を自動化して効率的に処理しています。そのせいで時にはトリックに気づかず認識違いを起こします。このだまされる経験は、自動化処理を疑うきっかけを与え、脳の柔軟性作りにとても役立ちます。

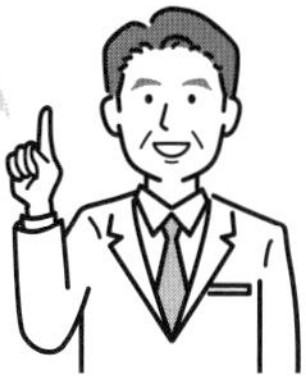

C　　　　B

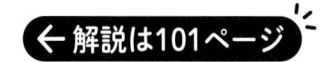

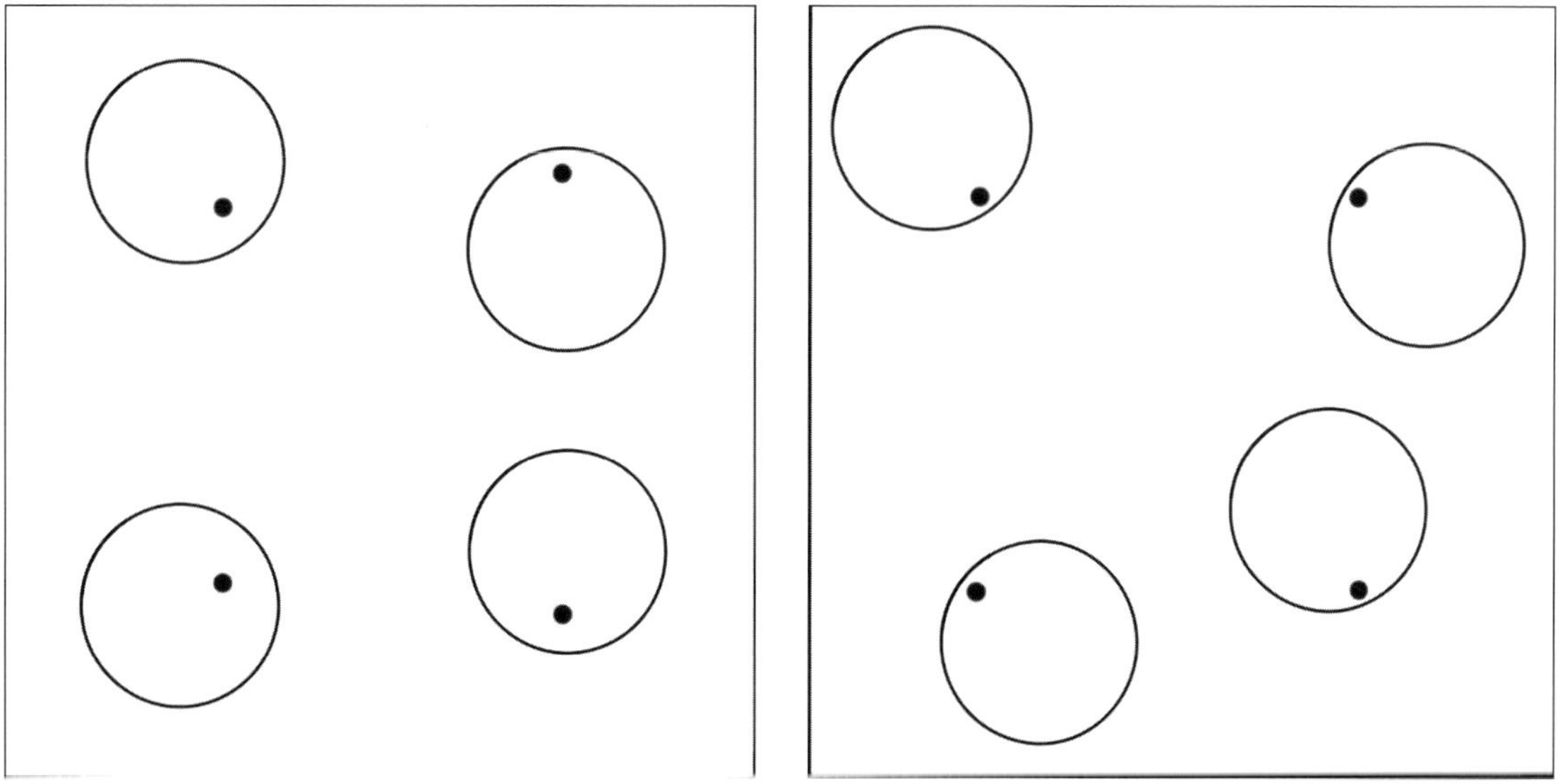

← 解説は101ページ

Column

67歳でピークを迎える脳機能もある

人間の知能（認知機能）は20歳前後が最高である、ということが常識のように語られています。たしかに、記憶力に関しては「物覚えは昔の方が良かった」と実感なさっている方も多いでしょう。しかし、認知機能には様々な側面があります。思考力や想像力、思いやりなども脳の重要な機能です。これらの力は、若い頃より今の方が豊かになっていると感じませんか？

最近、認知機能に関わる興味深い研究論文を読みました。「能力別に、脳機能のピークがいつ頃みられるのか？」という内容です。

記憶力のピークが18-22歳というのはさておき、**集中力が最高になるのは43歳、新たな情報を学び理解する能力がマックスに達するのは50歳、語彙力がピークを迎えるのは、なんと67歳**なのだそうです。

つまり、人間の認知機能は、若い頃に横並びにピークを迎えるのではなく、年とともに成長していくところもたくさんあることを意味しています。経験こそ重要だという意味で「亀の甲より年の劫」ということわざが示す通り、人生にとって重要な能力は、年をとってからでも伸びていくのです。

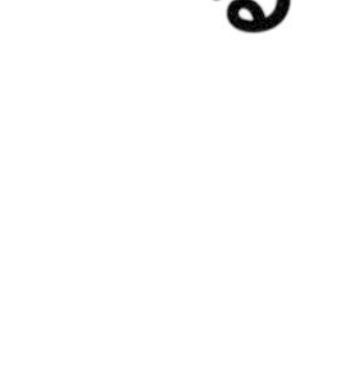

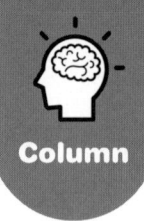

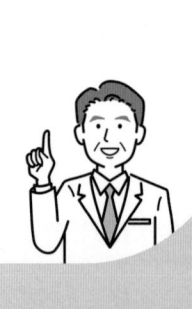

やさしい

問題 19

左の絵は、日常で見慣れた3つのもののシルエットの一部です。
さて何でしょうか？ A、B、Cそれぞれ答えてください。

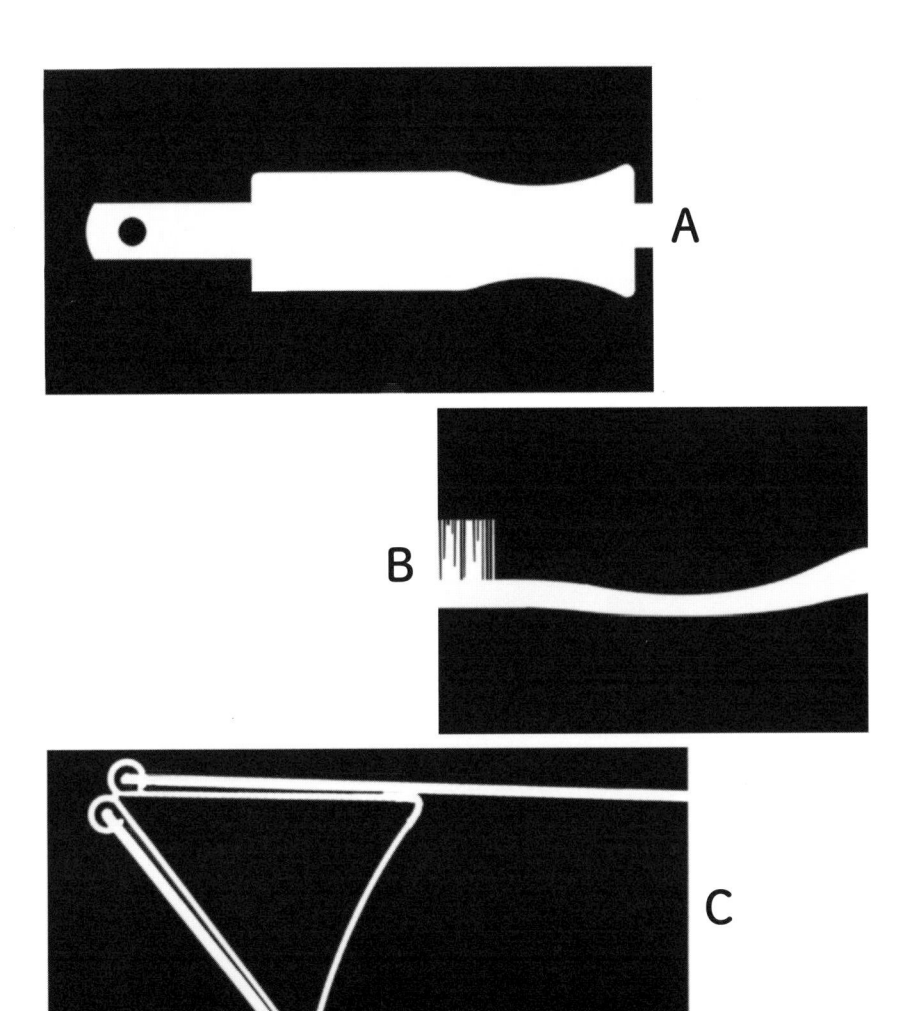

A

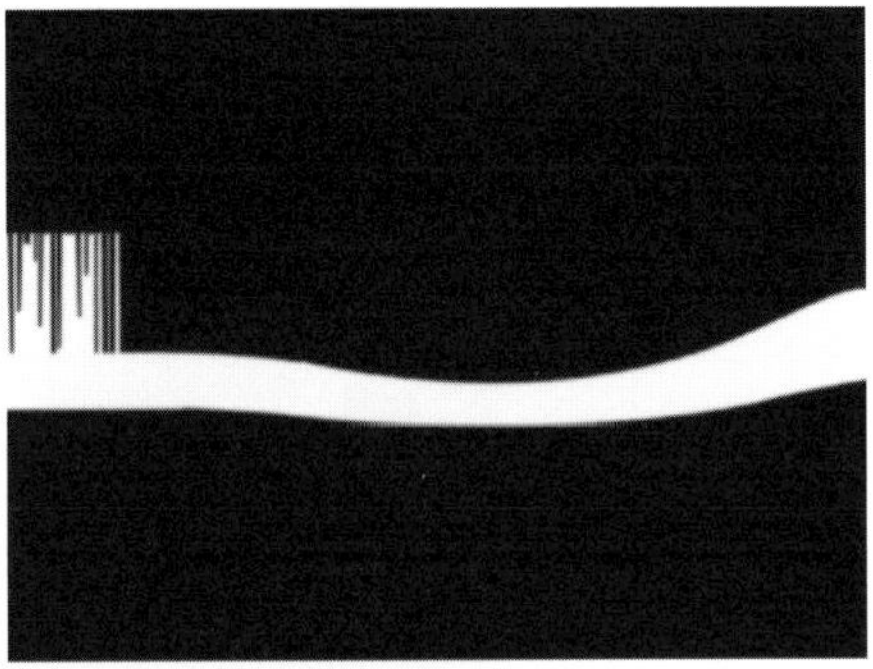

B

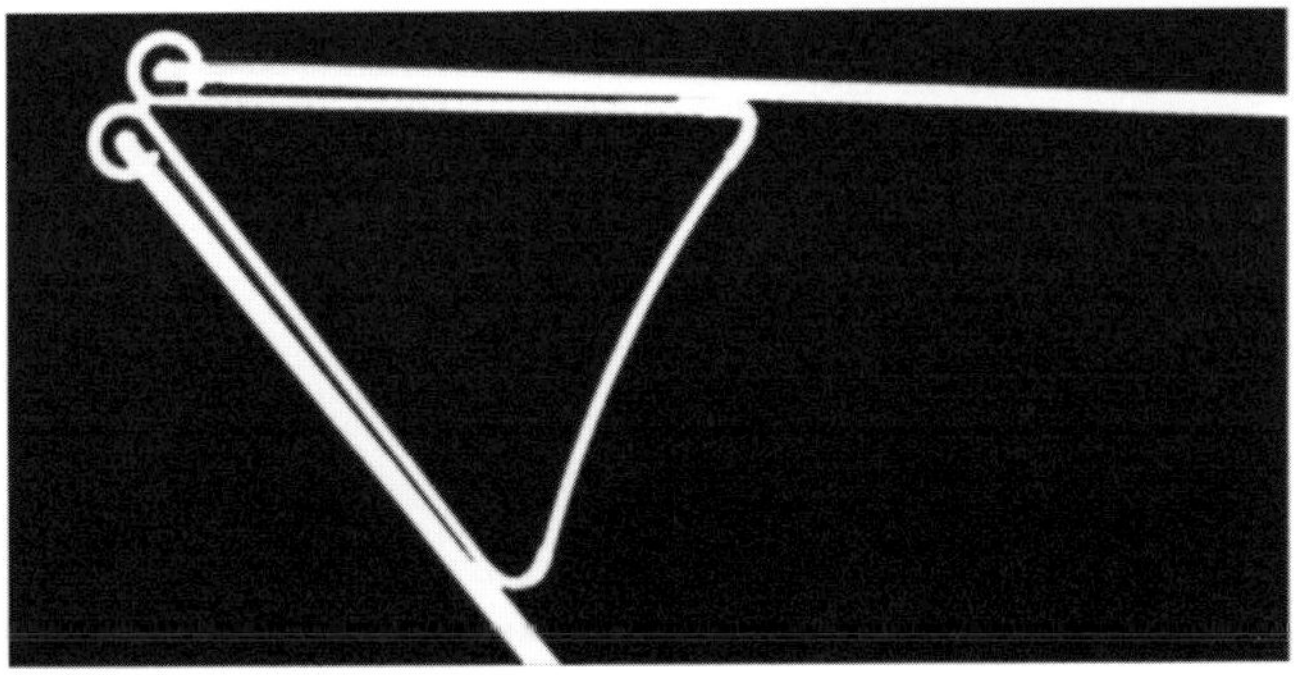

C

← 答えは101ページ

むずかしい

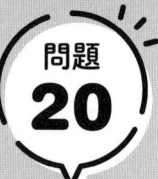

問題 20

湖に風景が映っていますが、おかしな箇所が5つあります。
○で囲んでください。

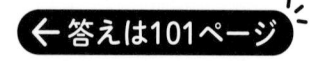

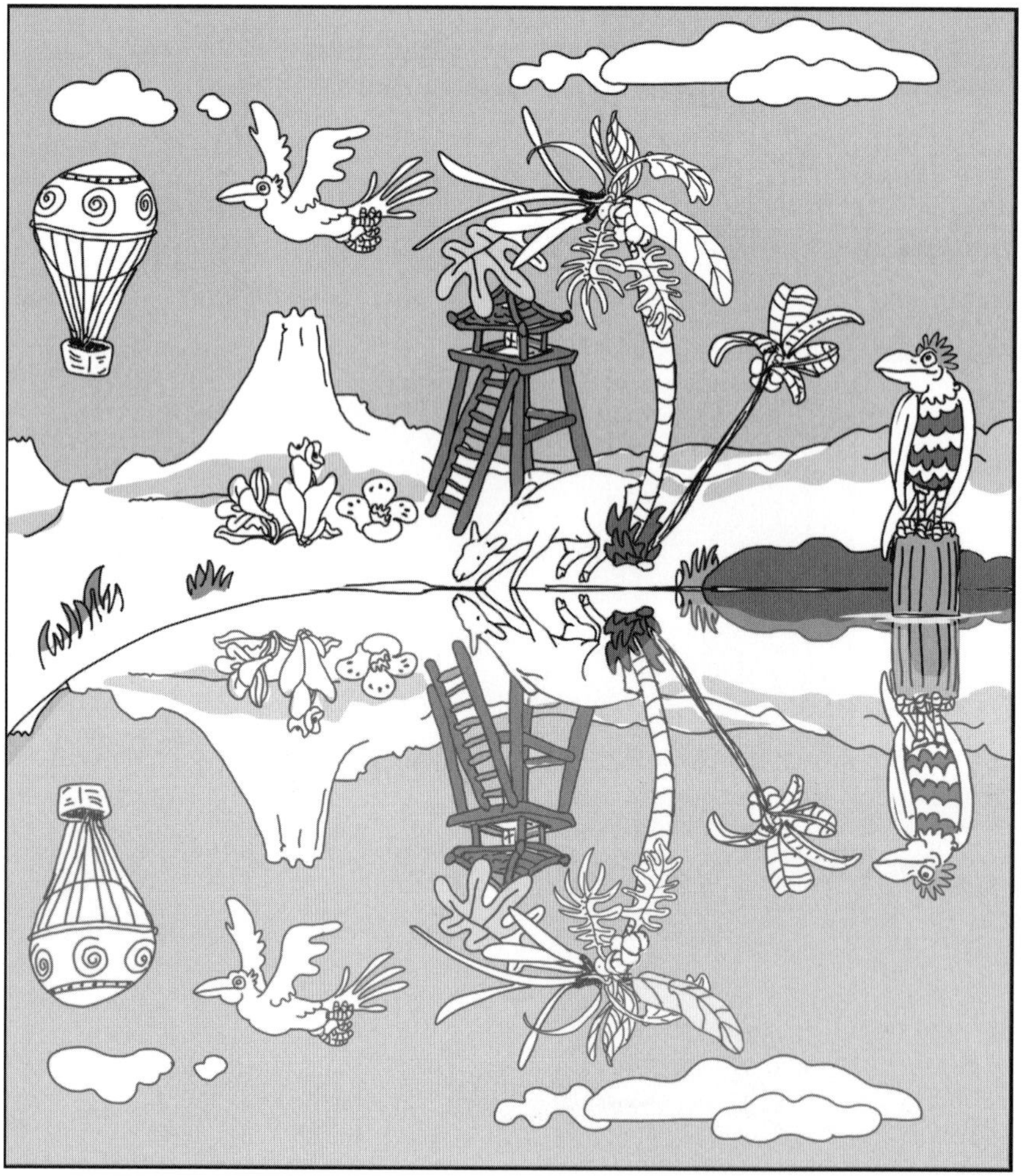

← 答えは101ページ

ふつう

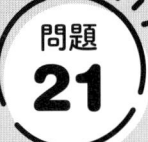

問題 21

左の絵は、２人の有名な音楽家の姿が重なっています。
それぞれの名前を答えてください。

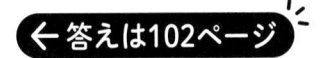

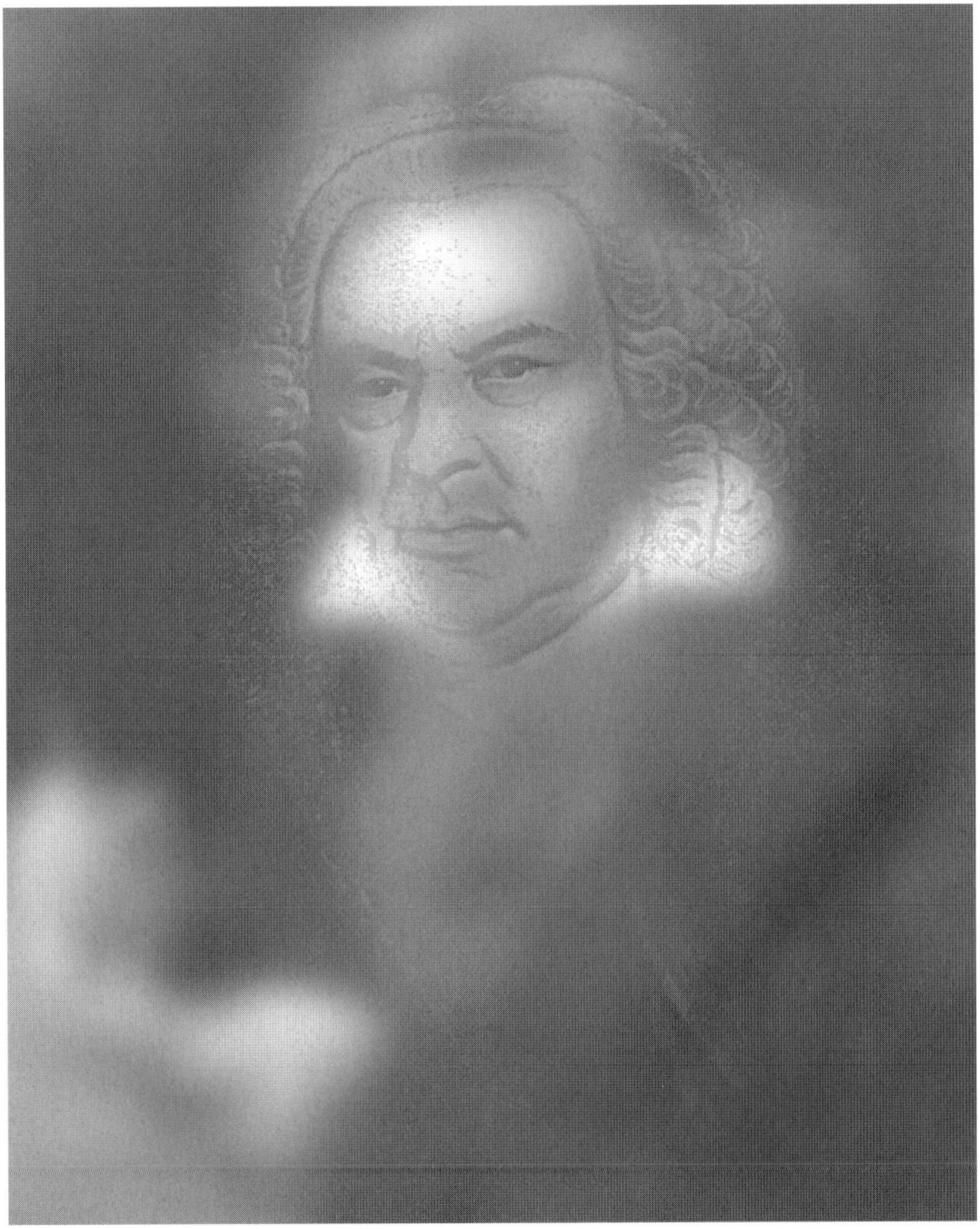

← 答えは102ページ

ふつう

問題 22

空港の風景のイラストにありえないところがあります。
○で囲んでください。

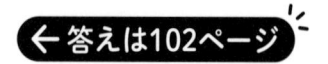

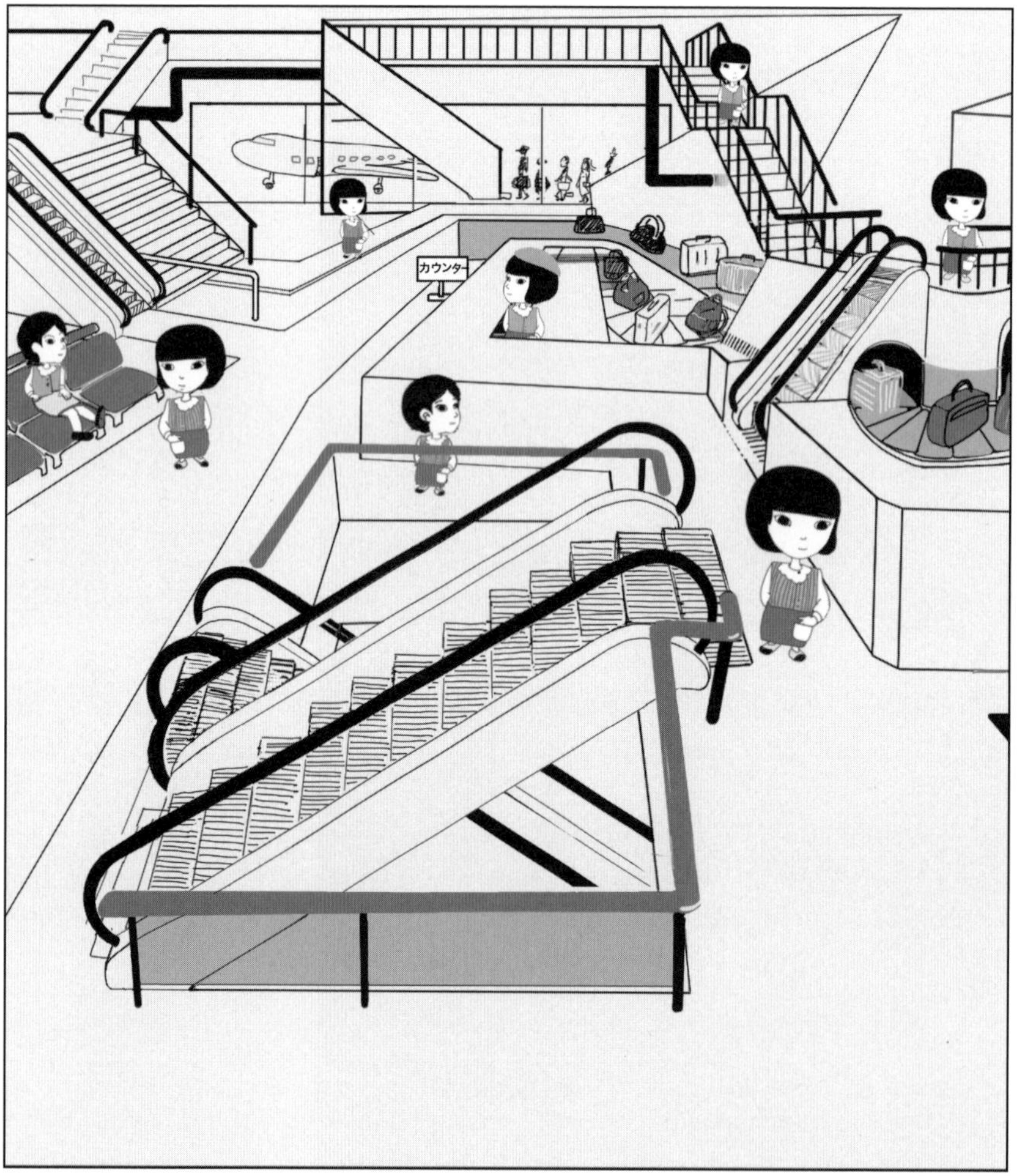

← 答えは102ページ

むずかしい

問題 23

文字が書かれた石を並べ替えて4種類の動物の名前を見つけてください。石の移動は自由ですが、うら返しの文字は使えません。

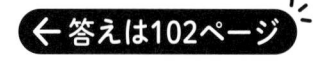

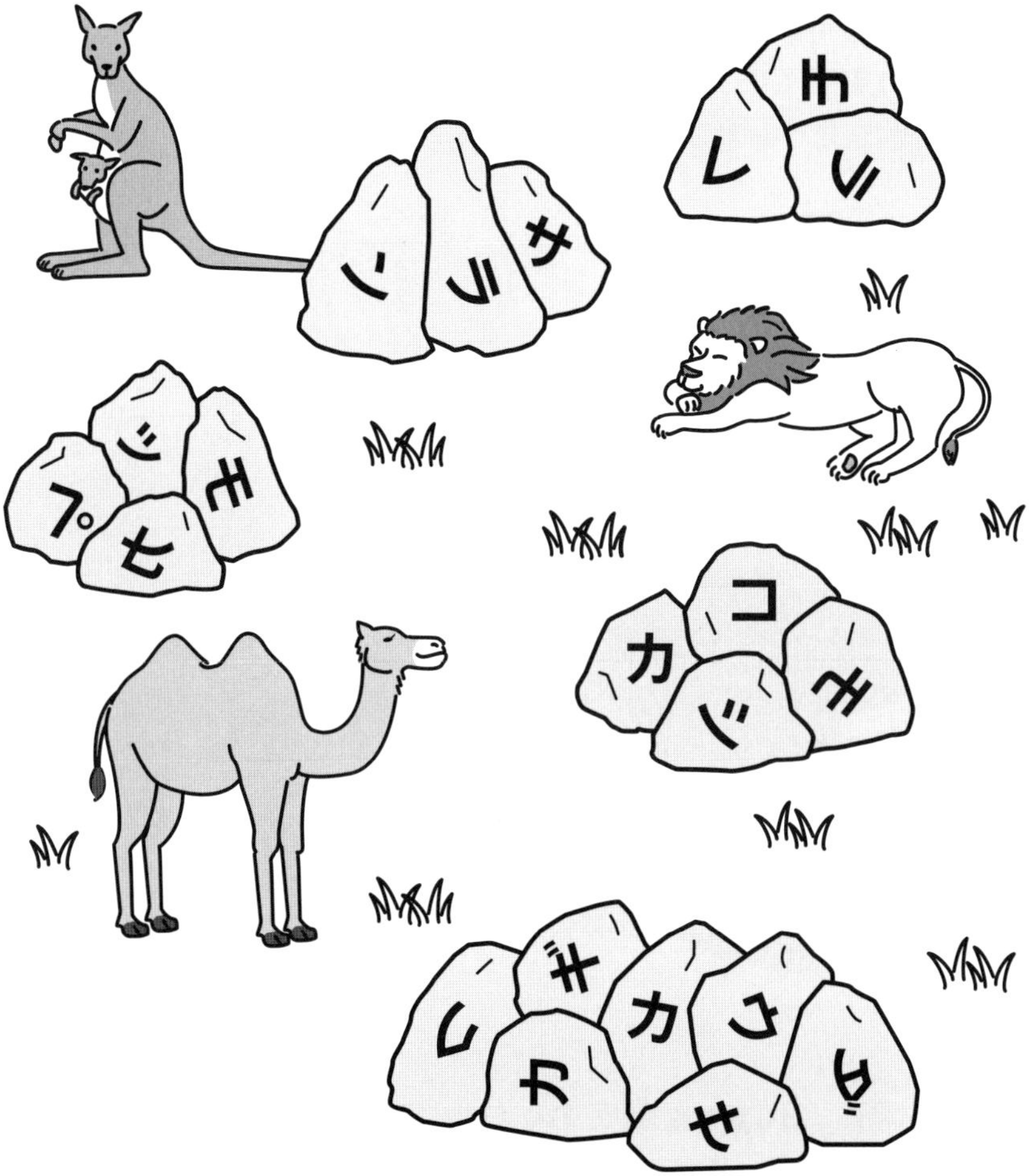

← 答えは102ページ

問題
24

やってみよう！

ベンハムのコマで疑似色を体験

これまでは、形や文字で脳をだましてきました。それでは、色はどうでしょうか。白と黒しかないはずの模様から、カラフルな色が見えると聞いたら驚きませんか？　子どもの頃に親しんだコマでそのふしぎ体験ができます。早速作って、ありえない色を見てみましょう！

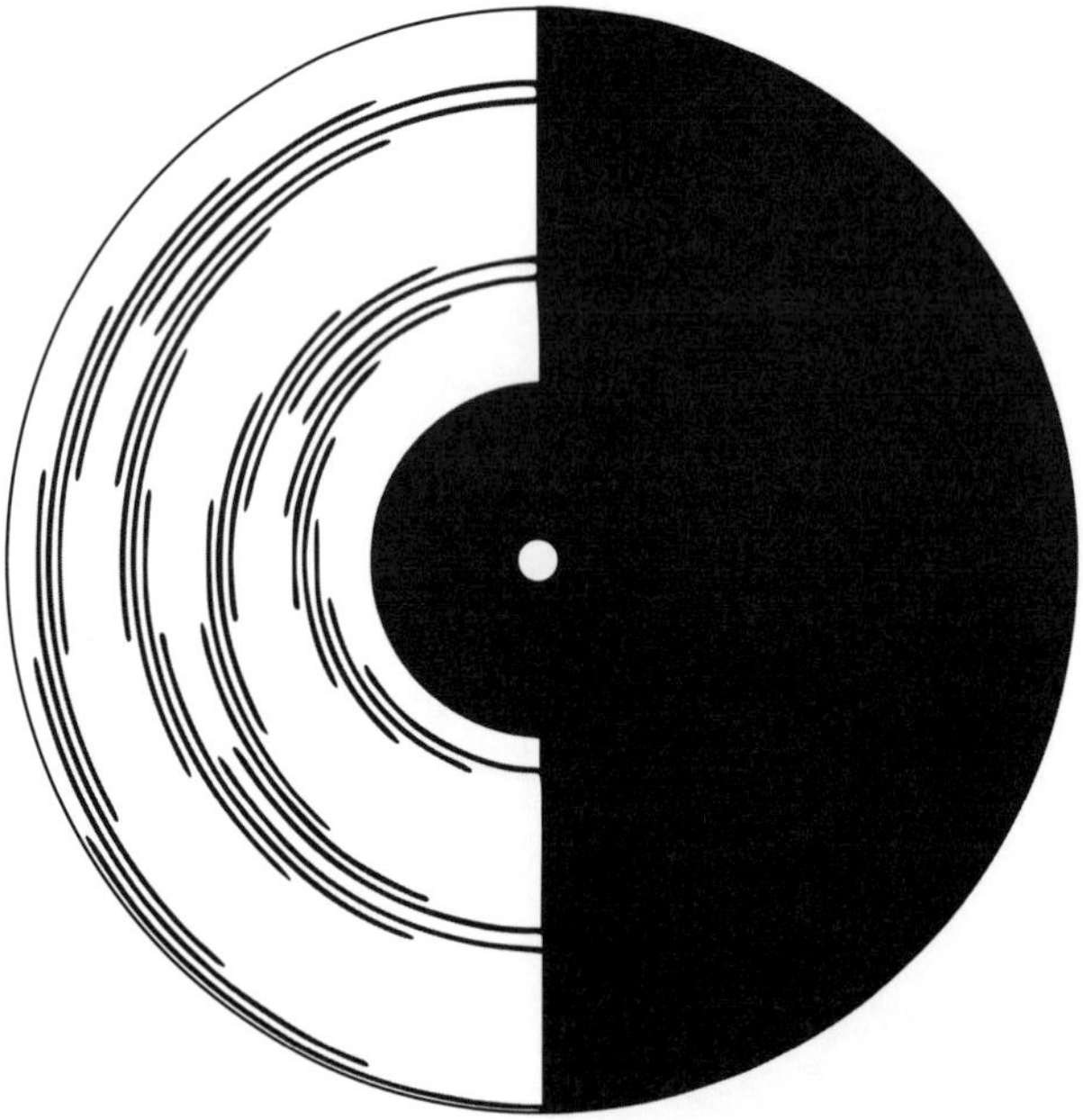

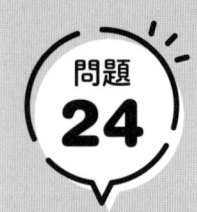

❶
上の画像を厚紙にモノクロコピーし、切り取ります。
※同じ柄は本書の表紙にも印刷しています。それを切り取ってもOKです。

❷
真ん中に竹串を通し、接着剤でとめます。
※穴をあける際には、ケガに注意してください。

❸
コマを回すと…モノクロのはずのコマに色が見えてきます。

人の目が色を見るしくみは、物が反射した特定の周波数（波）の光を目の錐体（すいたい）という部分が受取り、脳に電気信号を送るからだといわれています。しかし、ベンハムのコマの回転によってカーブ状の色が見える理由については、よくわかっていません。

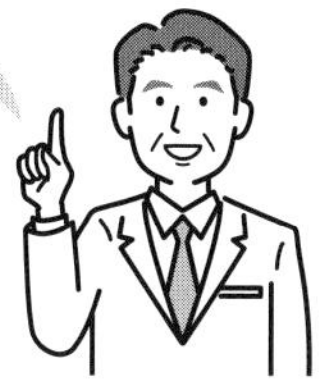

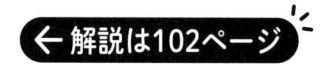

ベンハムのコマの楽しみ方

回転数を変えてみる

毎分100回転より速く回すことで、色が見えてきます。
いちばんよく見えるのは毎分330〜350回転の時のようです。
赤、緑、黄色などの色が見えます。

反対回りにしてみる

回転を反対回りにすると、見えていた色の順番が逆になります。
実際に反対回りにして楽しんでみましょう。

2人以上で同時に見る

ベンハムのコマで見える色は錯覚のため、見え方に個人差があるようです。
同時に2人以上で観察すると、その違いがわかるかもしれません。

← 解説は102ページ

Column

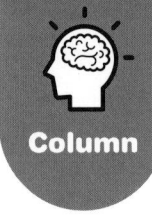

運動が脳の健康にもたらす効果

人間の健康にとって運動が不可欠であることに反対する人はまずいないでしょう。様々な生活習慣病や循環器疾患、そして認知症にとっても、運動が重要であることは世界的に知られています。

ところで運動は健康に良くないと言った人がいます。それは自動車王・フォード自動車の創立者です。彼は「君が健康なら運動する必要はない。君が病気なら運動などをしてはいけない」という有名な台詞を残しています。

さて２０００年に「早歩きのような有酸素運動こそ脳の健康に良い」という研究が発表されて以来、認知症予防の運動といえば「有酸素運動」でした。ところが近年、アメリカのスポーツ医学会からこれに対してパラダイムシフトとなりうる説が提唱されました。じつは**有酸素運動だけではなく、「レジスタンス運動（筋トレ）」「片足立ちのようなバランス運動」の３つをやってこそ、運動の効果が生まれる**という説です。

レジスタンス運動は筋力をアップさせ、バランス運動は認知機能にも効くと言われます。どちらも高齢者に多い転倒の予防にとっても大切なものです。

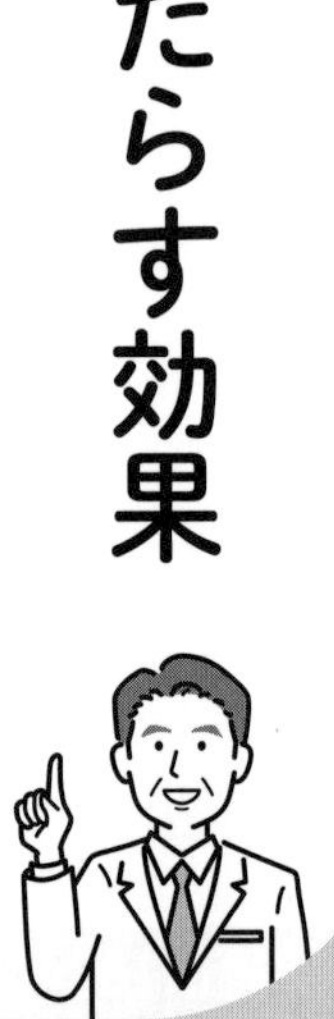

やさしい

問題 25

家族６人で中華料理を食べに来ましたが、１つの席だけテーブルセッティング（食器の配置）が間違っていました。どの席でしょうか？

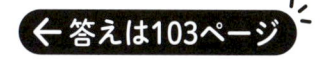

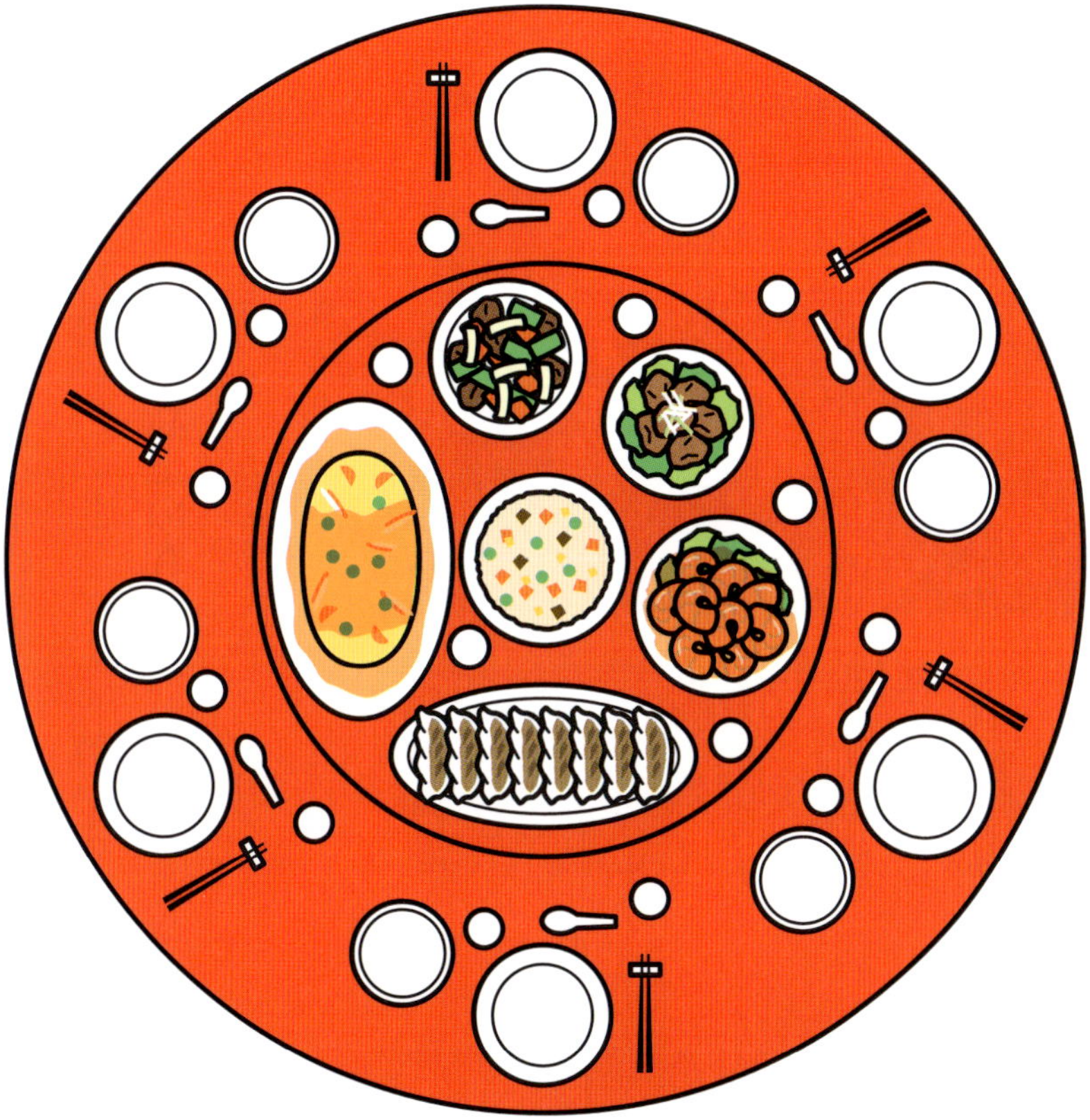

← 答えは103ページ

やさしい

問題 26

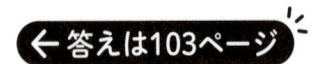

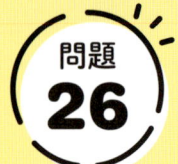

写真は自宅から病院をながめた風景です。入院している友人を見舞う際に、黄色い○のお店でお見舞いを買おうと自宅を出ました。お店があるのは、地図上のA、B、Cのどこでしょうか？

写真

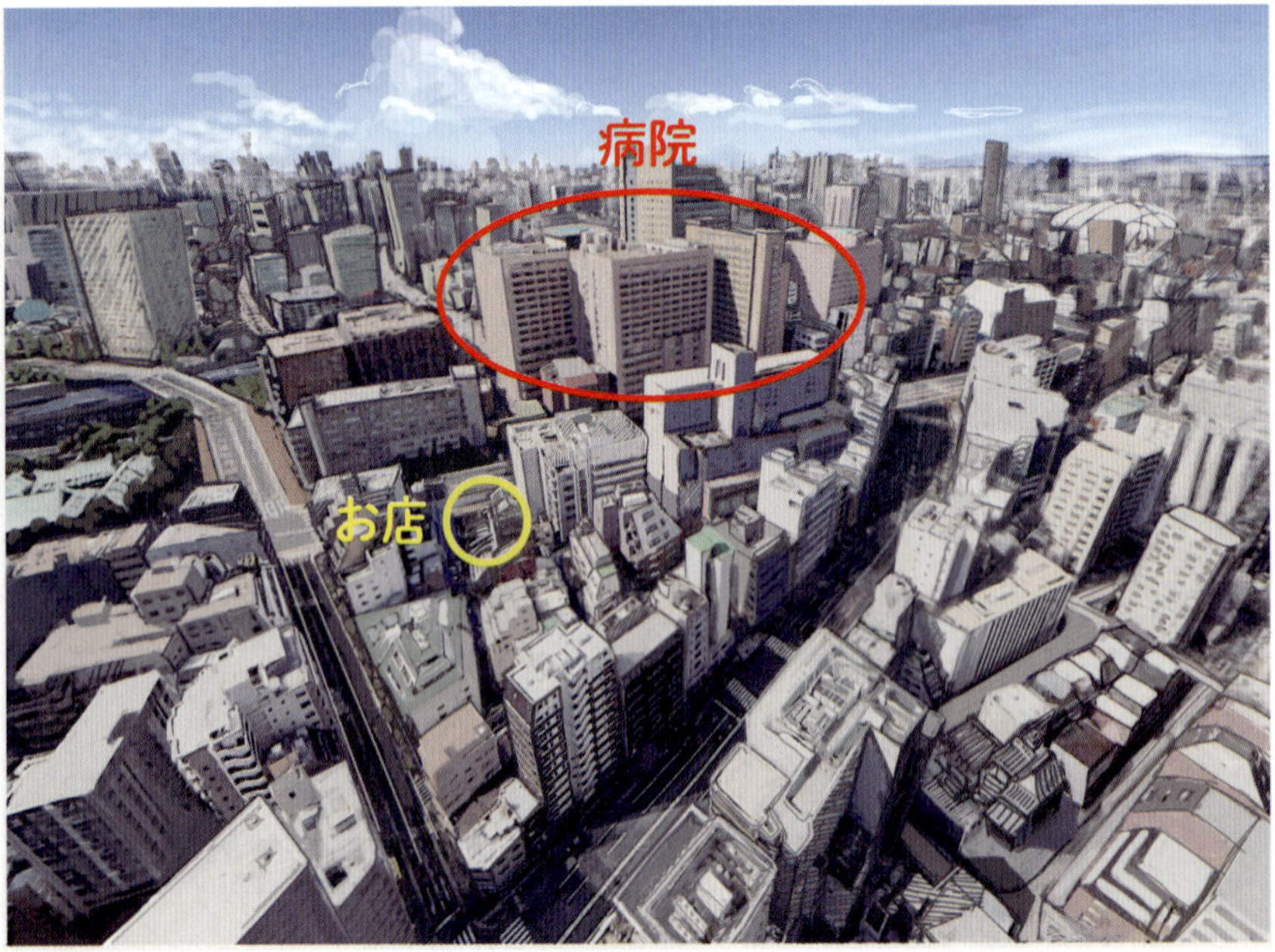

地図

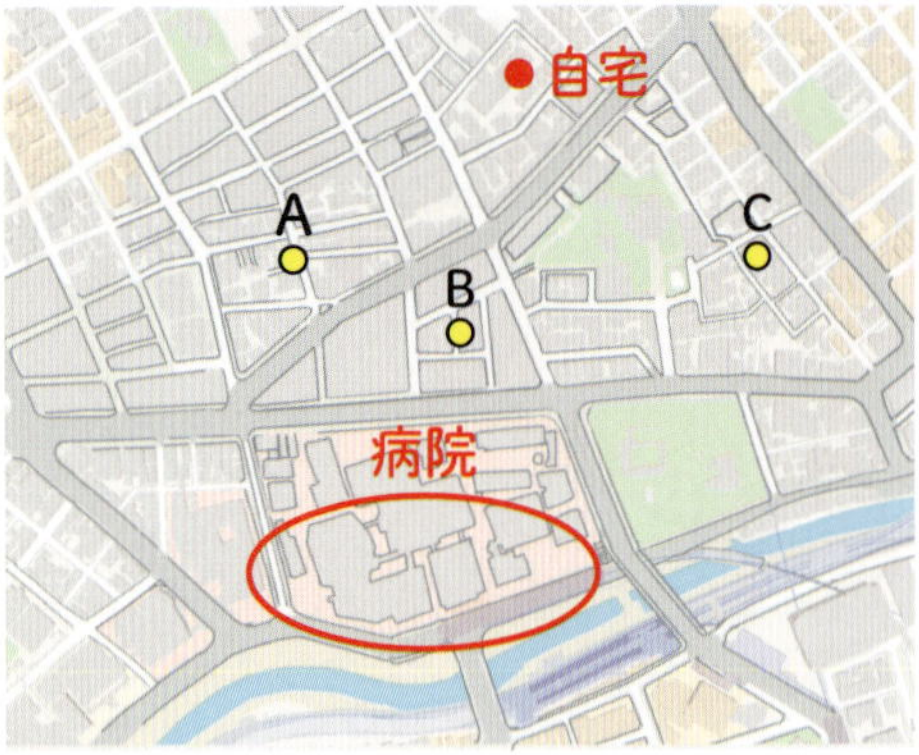

← 答えは103ページ

ふつう

問題 27

左の浮世絵には、当時はなかった現代のものが3つまぎれこんでいます。さてどれでしょうか？

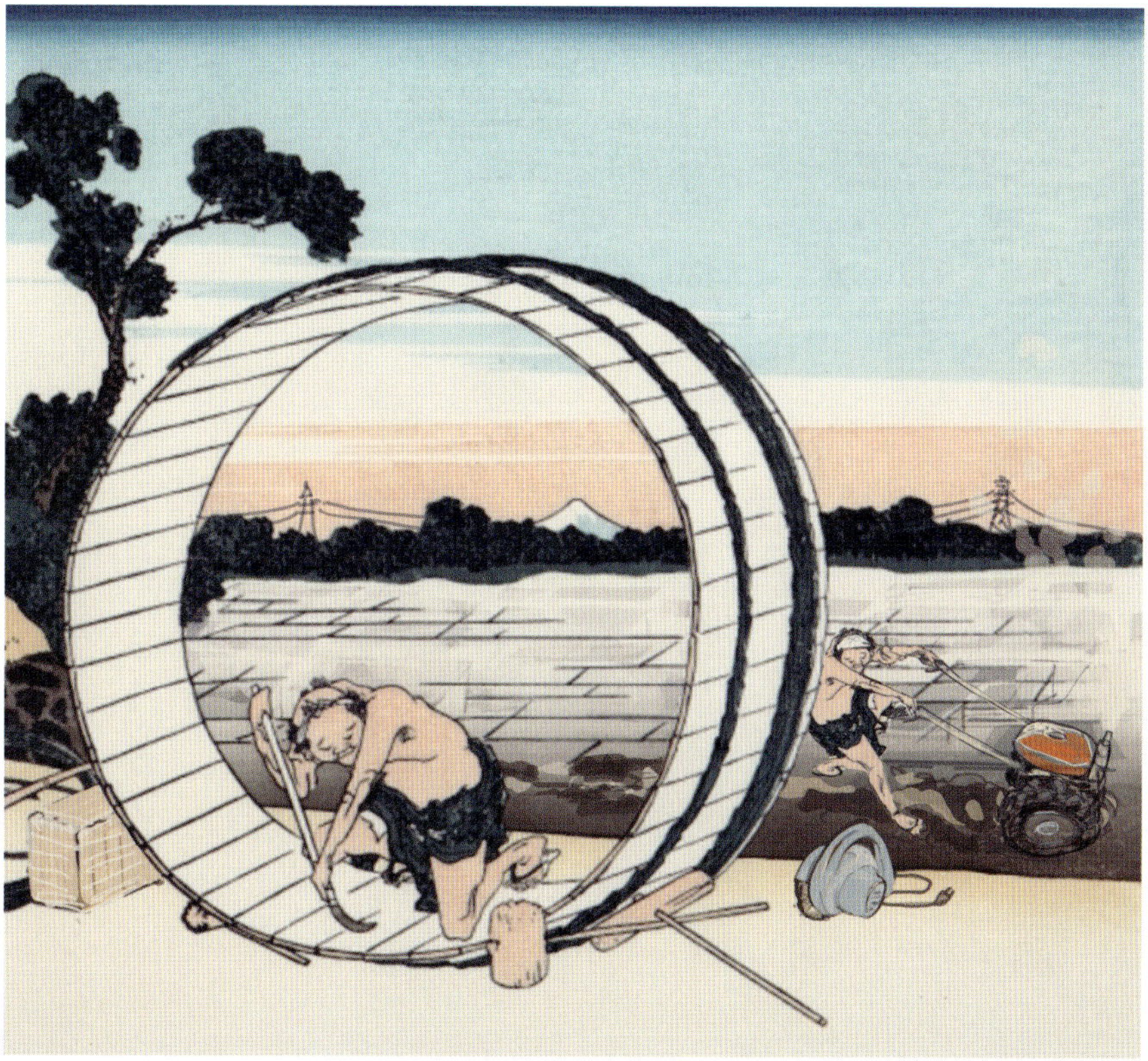

← 答えは103ページ

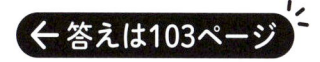

やさしい

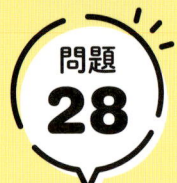

問題 28

坂道に今にも壊れそうな13階建てのマンションが立っています。
このマンションで、水平を保っているフロアは、
何フロアあるでしょうか?

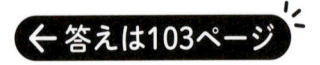

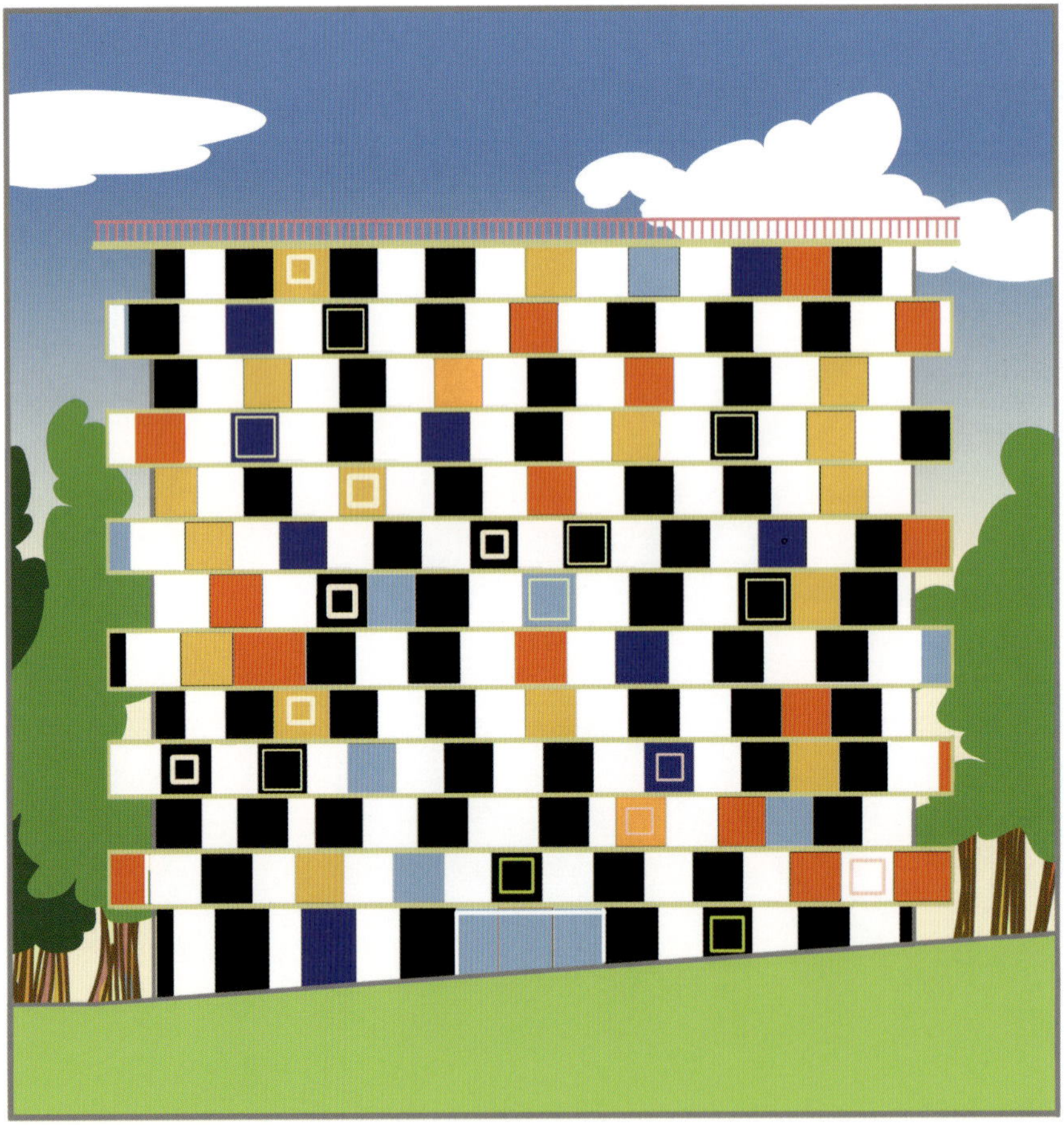

← 答えは103ページ

ふつう

問題 29

土の中のモグラを退治するために、巣穴にホースで水を流し入れます。①、②、③のどの穴に流し入れるべきでしょうか？

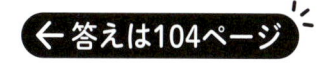

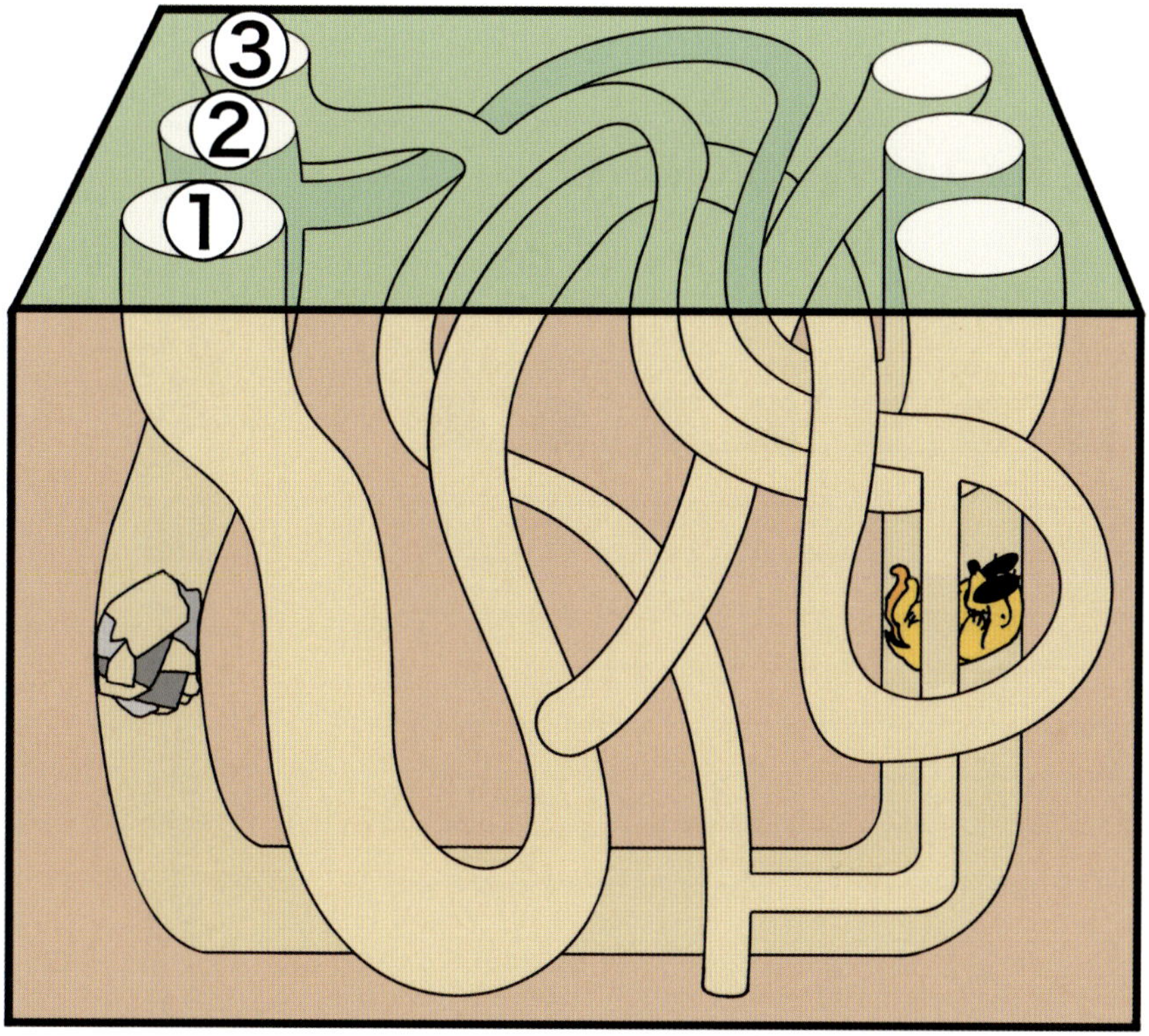

←答えは104ページ

問題
30

やってみよう！

無心になれる「脳をだますぬり絵」

今回はぬり絵を使ったトレーニングです。ぬり絵は１人でもかんたんに取り組める点で人気の脳トレです。満足感や達成感を得られることはもちろん、単純な作業に没頭することで、瞑想状態のように、心を整える経験ができる点でもおすすめです。

トレーニング①「カフェウォール錯視のぬり絵」

必要な道具：鉛筆

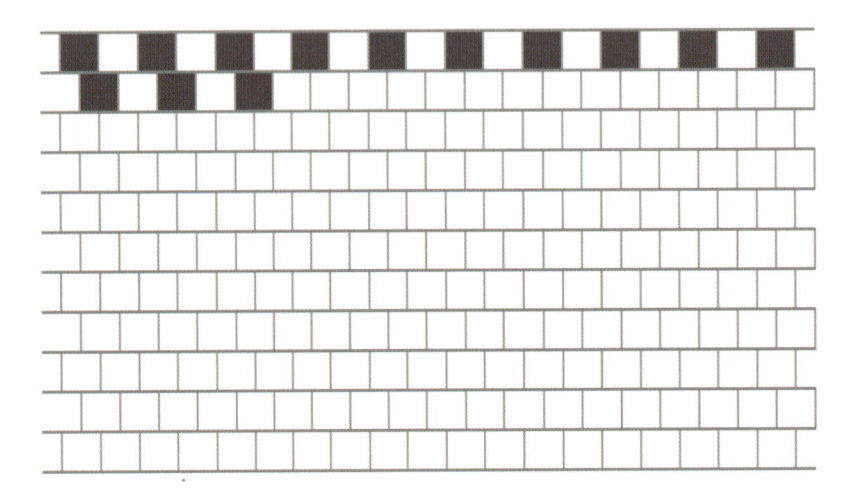

❶
上の図の四角を、1つおきに鉛筆でぬりつぶしていきましょう。深呼吸してリラックスした気持ちで取り組むのがポイント。

❷
進めていくと、水平に見えていたはずの線がゆがんできます。脳の驚きを楽しんでみてください。

つづいては、色が広がって見える「ネオンカラー錯視」のトレーニング。格子模様のすきまをつなぐように、明るい色のペンで「十」を書いていきましょう。すると、ふしぎなことに、色がにじんだかのように、十字の周りまで色がついて見えます。

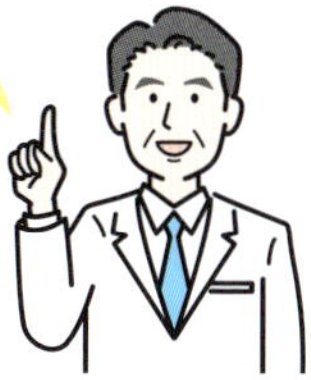

トレーニング② 「十字を書いてネオンカラー錯視を体験」

必要な道具：黄色、黄緑、水色、ピンクなどの明るい色のペン

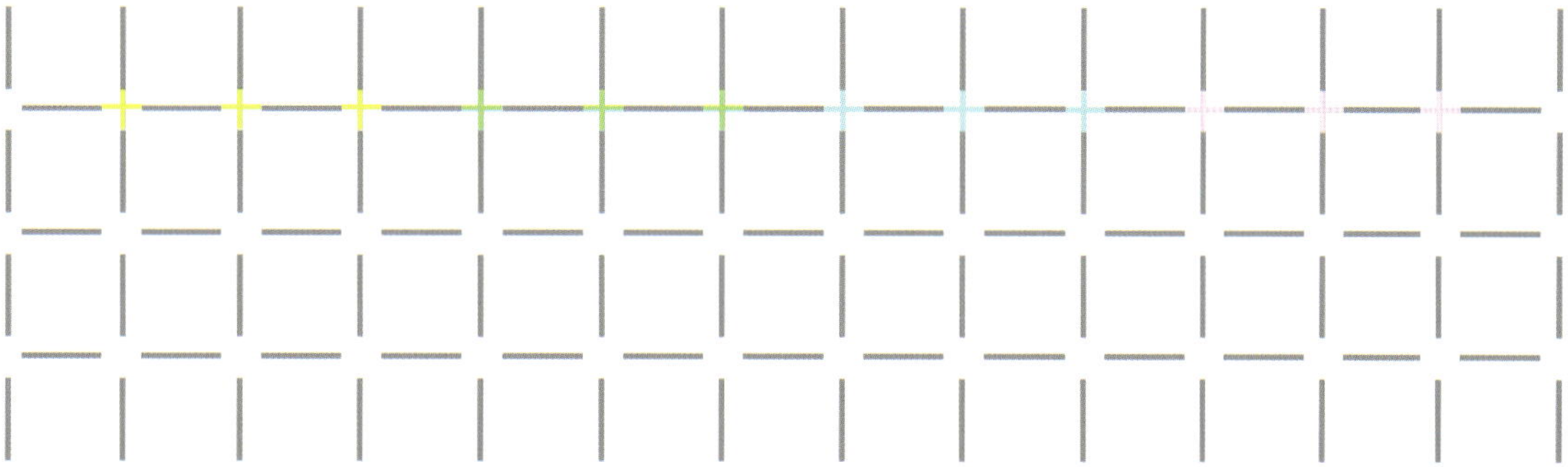

❶
一番上の行を参考にして、格子模様のすきまに、明るい色のペンで「十」の字を書いていきましょう。

❷
書いているのは「十」なのに、なぜかその色が、周囲の白い部分まで広がって見えます。

← 解説は104ページ

Column

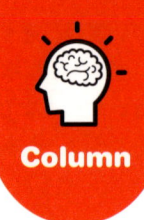

だまされることで硬直した思考に気づく

「勝って兜《かぶと》の緒をしめよ」ということわざをご存じですか？　いい結果が出てもすぐに慢心するなという戒めですが、じつはこれは脳を育てる上での大きな参考になります。

というのも脳は保守的な怠け者。なにかいいと思ってもやろうとしない困り者です。そのためか、成功体験はさほど記憶に残りません。皆さんも経験があるように、**人にとって記憶に残り長く心の糧になるのは失敗体験です。失敗のときの驚きや失意こそが、「よし、こんどこそ！」の気持ちを育てます。**

知人の有能な弁護士からこれに関して面白い話を聞いたことがあります。多くの裁判で弁護した経験を振り返ると、自分の主張・弁護が認められた裁判の判決文はほぼ記憶にないのだそうです。ところが主張を認められず負けた裁判の判決文は、まさに記憶に刻まれ、脳にしみつくのだそうです。

本書には「だまされた！　そんな見方があるのか！」という気持ちを引き起こす問題が用意されています。そんな「だまされて失敗する強烈な経験」が、脳という兜の慢心を引き締め、あなたの脳の柔軟性を高めていくのです。

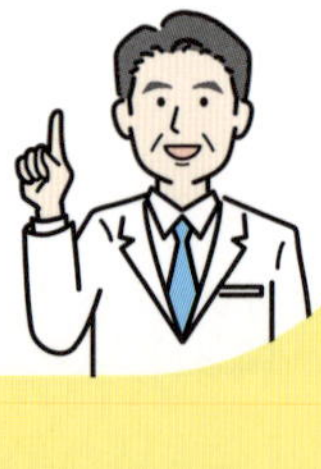

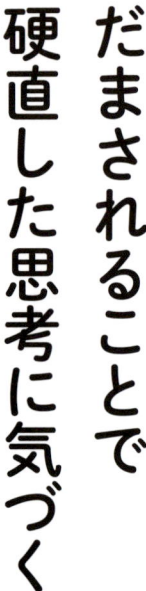

やさしい

問題 31

食器棚の中に、そろいのグラスを用意しています。右下の見本と同じ模様のグラスは、ほかに何脚あるでしょうか？

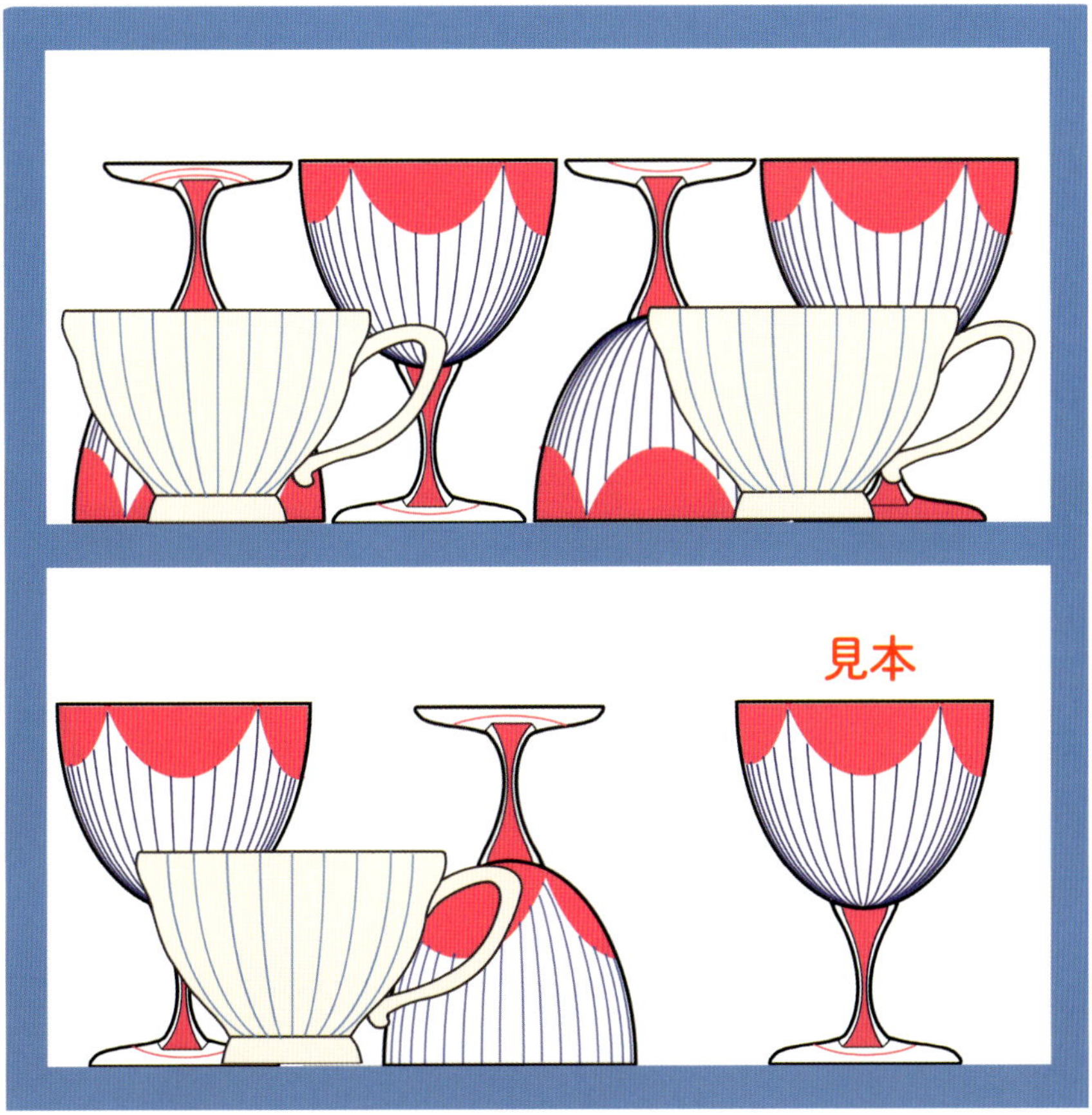

← 答えは104ページ

むずかしい

問題 32

女性が鏡に向かって化粧直しをしています。ただしこの鏡、少し変なところがあるようです。それはどこでしょうか？6か所見つけて〇で囲んでください。

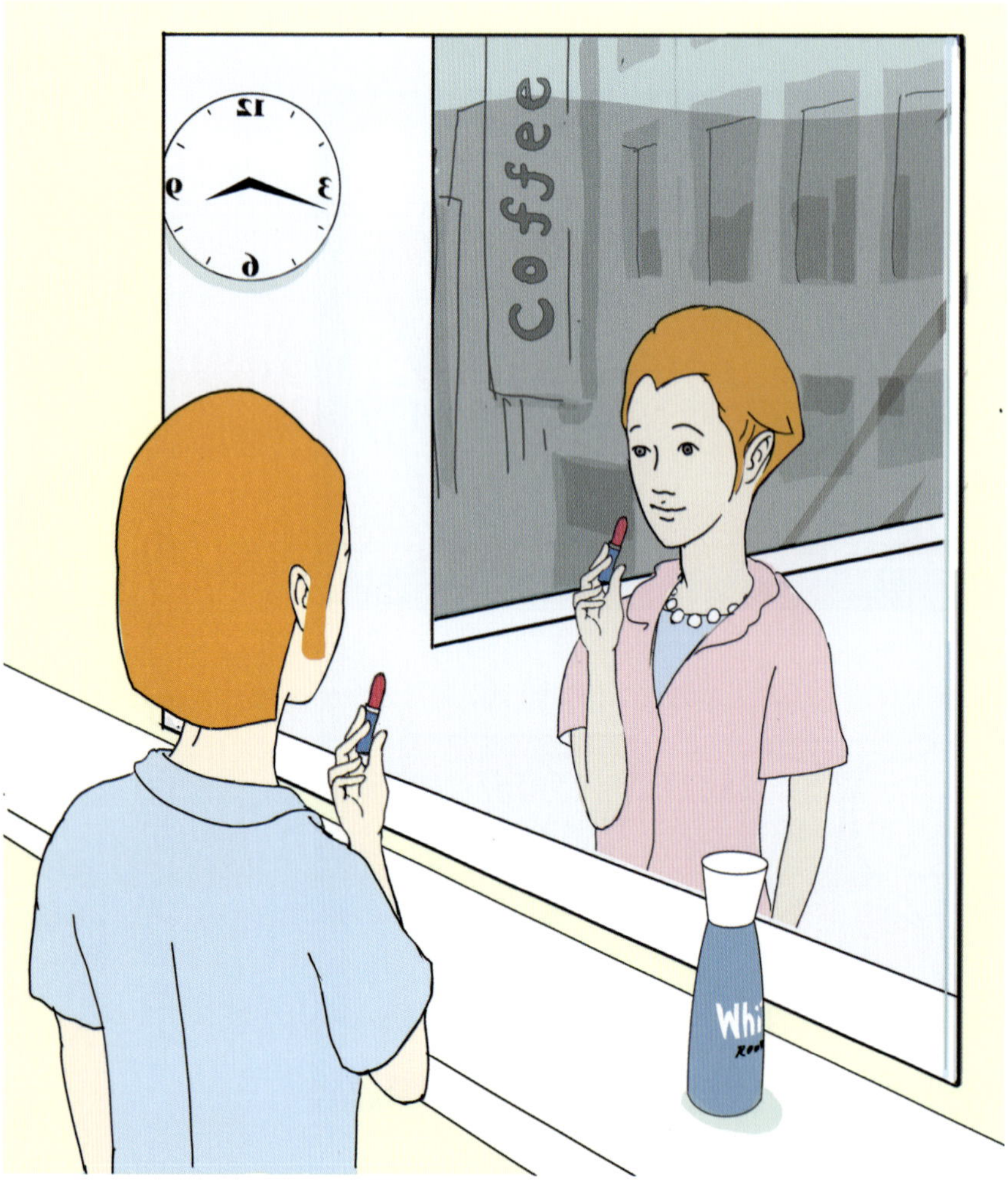

← 答えは104ページ

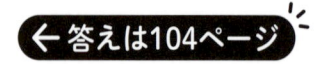

やさしい

問題 33

左の絵は黄色と青の色鉛筆を拡大したものです。芯が太いのはどちらでしょうか？

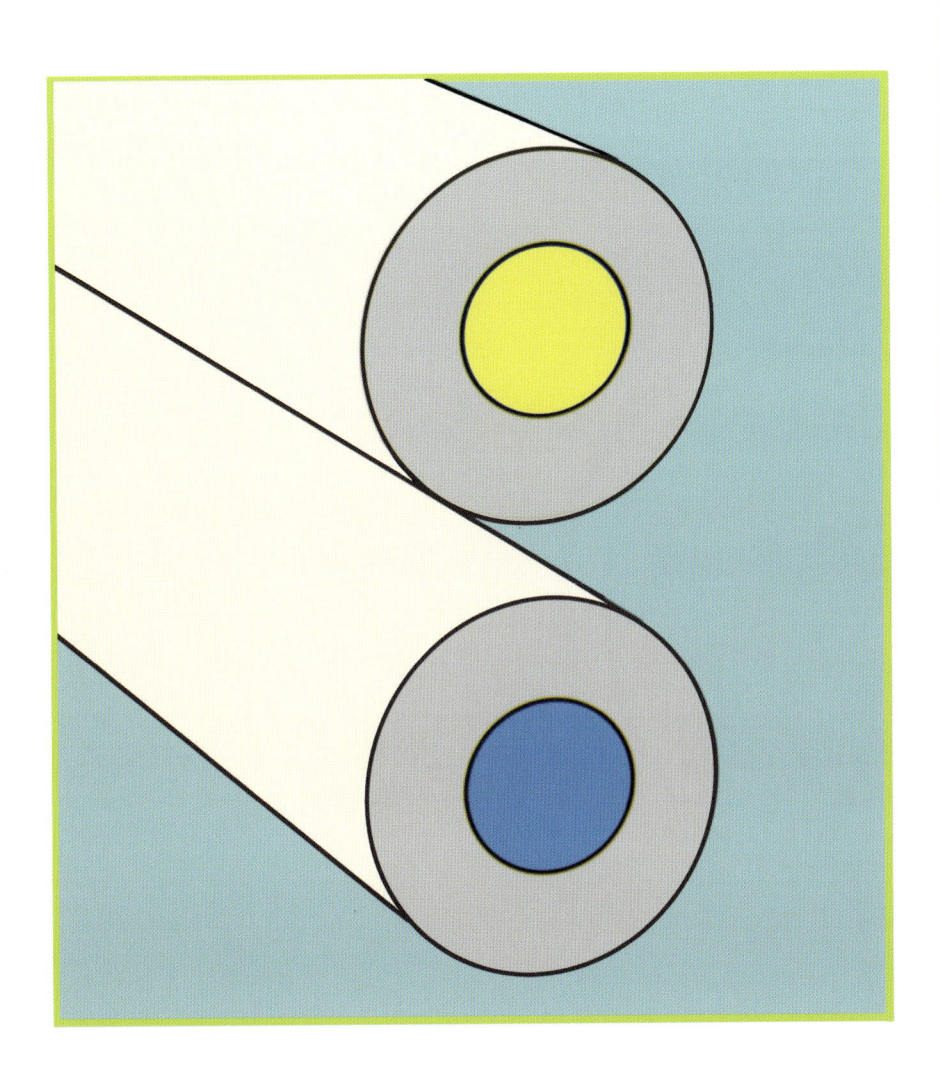

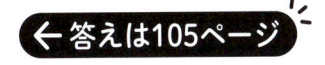

← 答えは105ページ

ふつう

問題 34

左の絵は問題27に登場した浮世絵です。
問題27の絵と変わっている箇所はどこでしょうか？
記憶をたどって1か所答えてください。

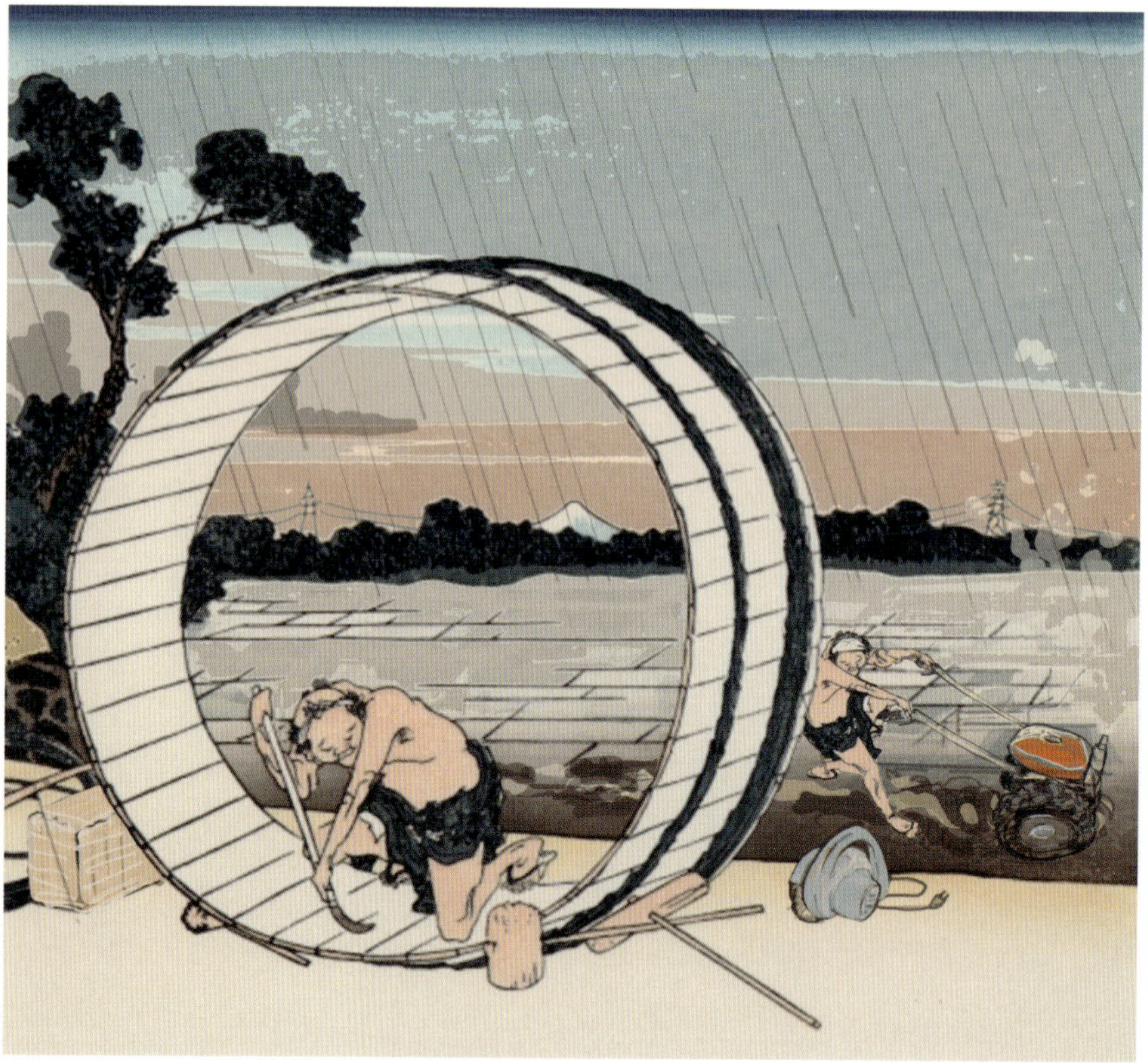

← 答えは105ページ

わからない場合は、この絵を60秒眺めた後、
問題27（51ページ）と見比べてみてください。

やさしい

問題 35

元気よく駆け出したネコの絵がかかれています。顔を近づけたり、遠ざけたりしてみましょう。ネコの見え方はどう変わるでしょうか？

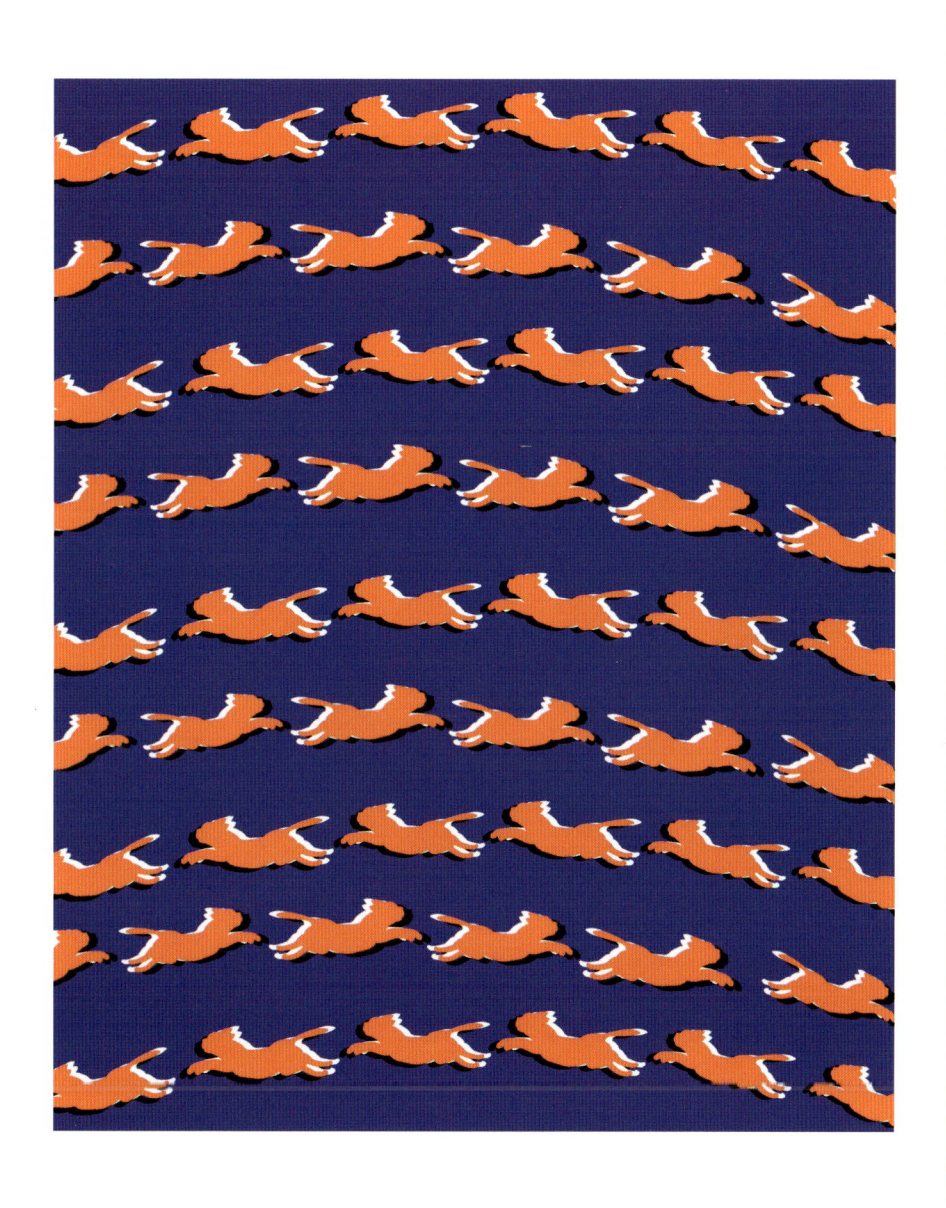

← 答えは105ページ

問題
36

やってみよう！
日常でふしぎな風景を見つけよう

サボり癖のある脳をはたらかせるには「あれっ？」と思う経験をさせることが大切。毎日見ている風景の中でも、好奇心を持って観察すれば、「ちょっとふしぎだな？　なぜこうなっているのだろう？」と感じる風景を見つけることができます。

浮かんで見える横断歩道

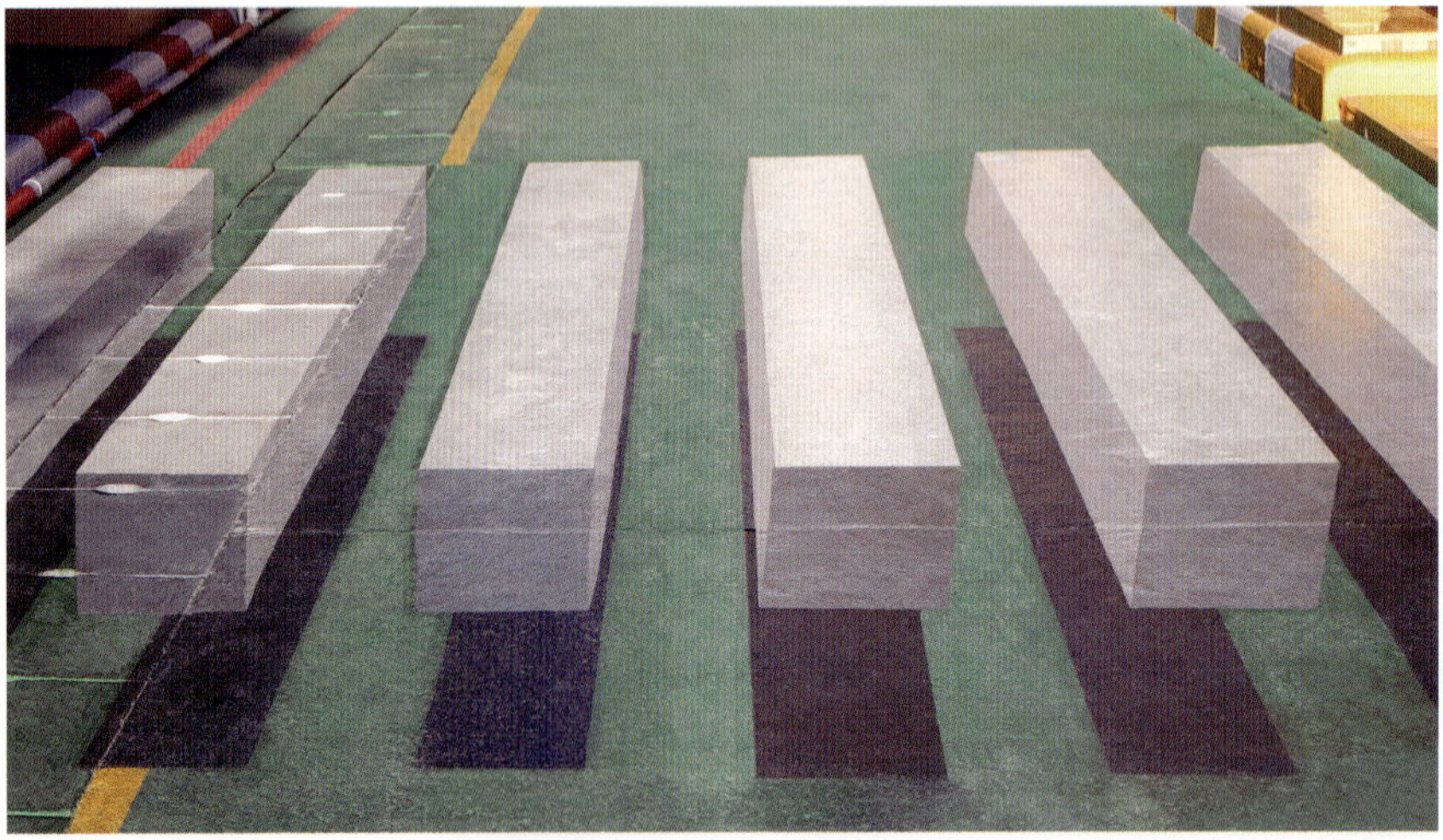

舗装を工夫し、運転者から横断歩道が浮いて見えるようにすることで、車のスピードを落とす効果が期待されています。上の写真は海外のものですが、日本でも京都府亀岡市の小学校の前に、同様の横断歩道が設置されているようです。

非常識かと思える光景を見たとき「ありえない、作り物かトリック写真だ」と考えてしまうのが普通でしょう。しかしここで「待てよ」と立ち止まり、さまざまな可能性に思いを巡らすことから、脳トレの第一歩が始まります。

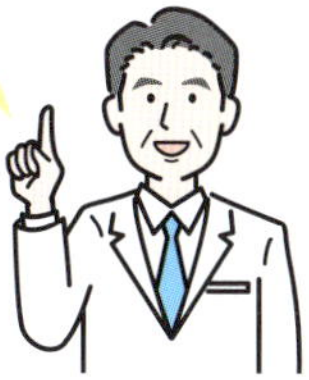

道に落ちている信号

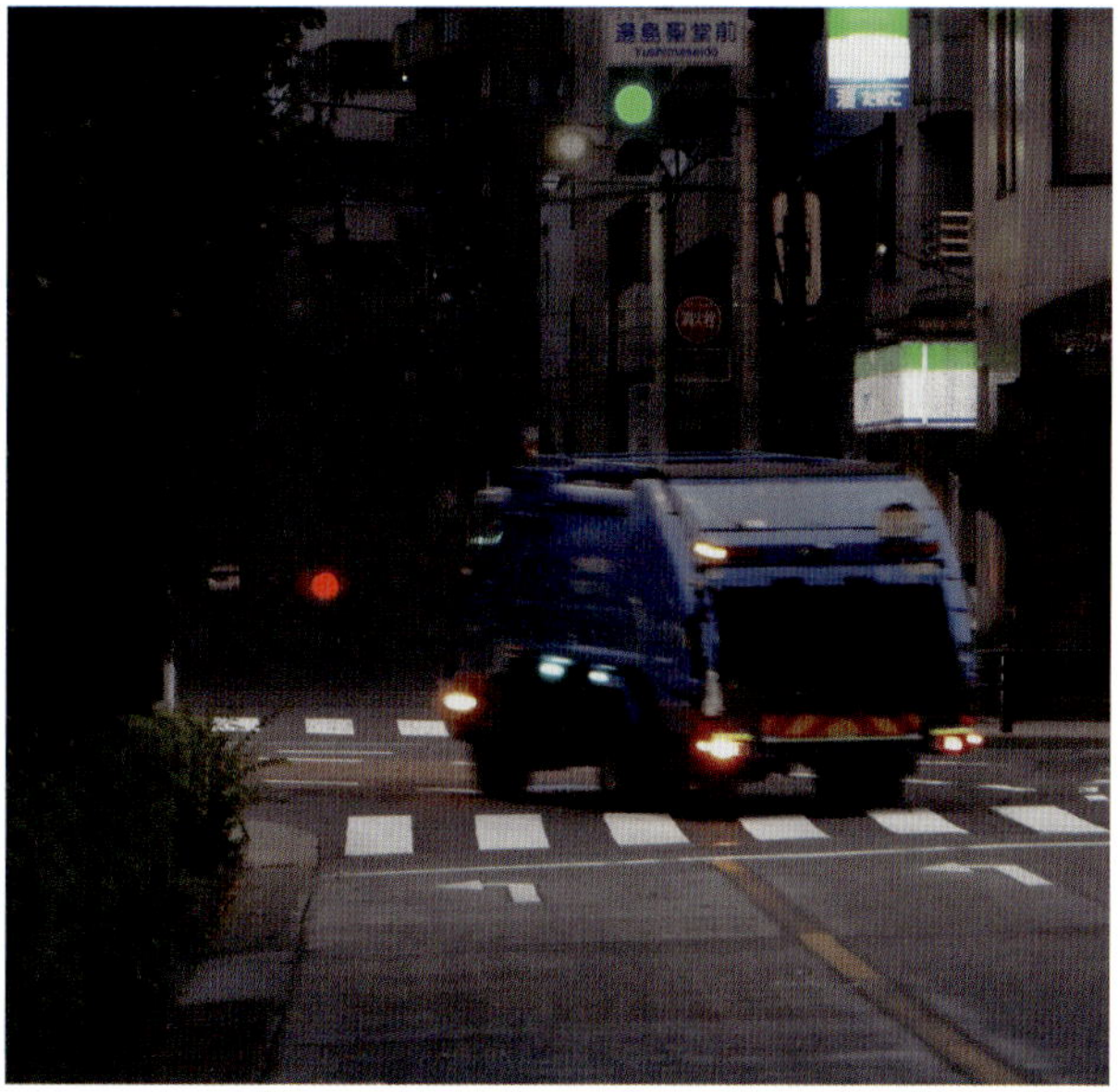

私がこの景色を発見したとき、正直驚き目をこすりました。しかし信号機に近づくにつれて、道の高低差によってこのように見えるしくみがわかってきました。つまり、「向こう側の信号機は下り坂の底あたりにあるので、こう見えるのではないか？」という発想ができたわけです。脳がだまされた後でも「なぜ」を追求する探求心がさらにピカピカ脳を作ります。

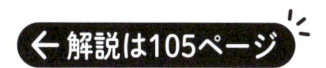

← 解説は105ページ

Column

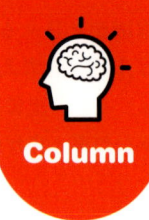

若い頃に覚えた曲が心に響くのはなぜ？

10代の頃に覚えた歌には、ふしぎと心に「ごつん」と響く「マイソング」と呼べる曲が多い気がしませんか？　こうした曲は何歳になってもなぜか心に残り、印象深いものになっていることが多い気がします。

この疑問に答える「目からうろこ」の英語の論文がありました。

第一の理由は、**年代による記憶力の違いによるもの**です。人の記憶力は8歳くらいまではあまり強くありませんが、10代から30歳にかけて絶頂に達し、この時期に音楽を始め多くのものを吸収・蓄積し始めるのです。

第二の理由は、**自己のアイデンティティ（自分らしさ）の形成期であるため**です。アイデンティティ形成とは、友人を選ぶ、自分の生き方を定める、職業・人生への価値観ができることなどを指します。10代から始まる自分らしさの形成期と初めての経験が結び付きます。進学で生家を離れる、初恋やファーストキス、海外旅行など、この時期の初体験は生涯を通して鮮烈な記憶になるのです。この時代に心に響いた曲も、記憶に刻まれるのでしょう。

以上の2つの理由で、心に「ごつん」のマイソングが生まれるそうです。

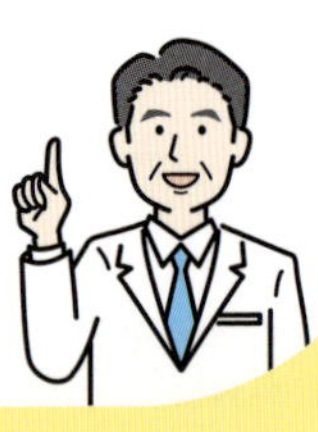

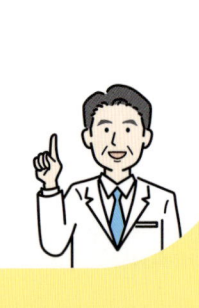

むずかしい

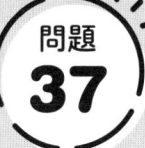

問題
37

文字の書かれたジグソーパズルがバラバラに置かれています。はめ込んで、4文字の意味のある言葉を3つ作ってください。

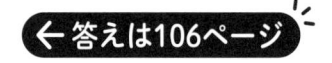

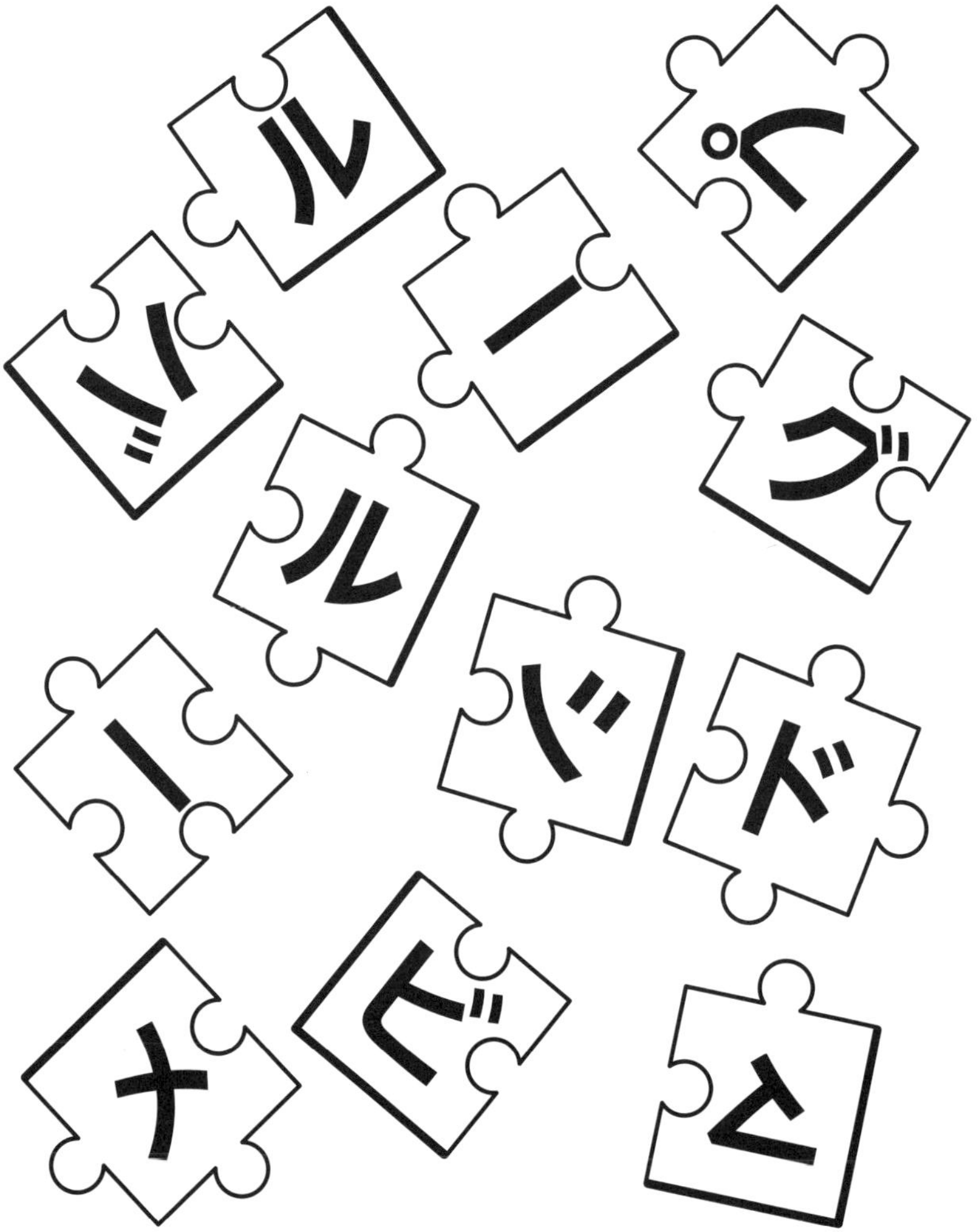

←答えは106ページ

ふつう

問題 38

大きさの違う3種類のタイルと、それぞれに合った3つの壁の穴があります。どのタイルがどの壁の穴にはまるでしょうか？組み合わせになるペアをつないでみましょう。

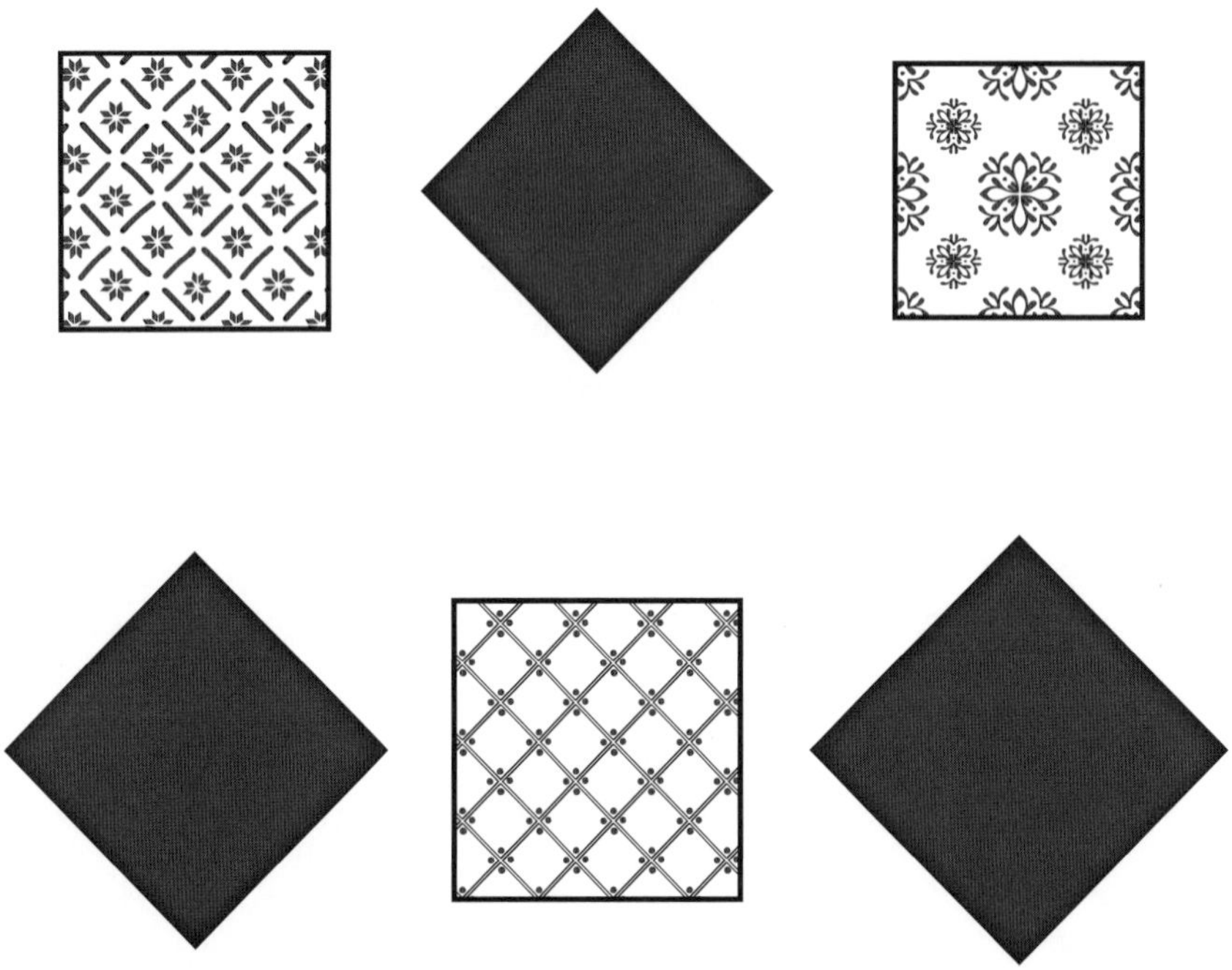

← 答えは106ページ

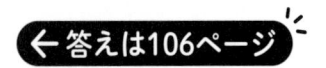

やさしい

問題
39

ダンスレッスンで、みんなが手を上げています。
左手を上げている人は何人いるでしょうか？
その人に○をつけてください。

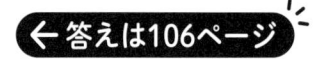

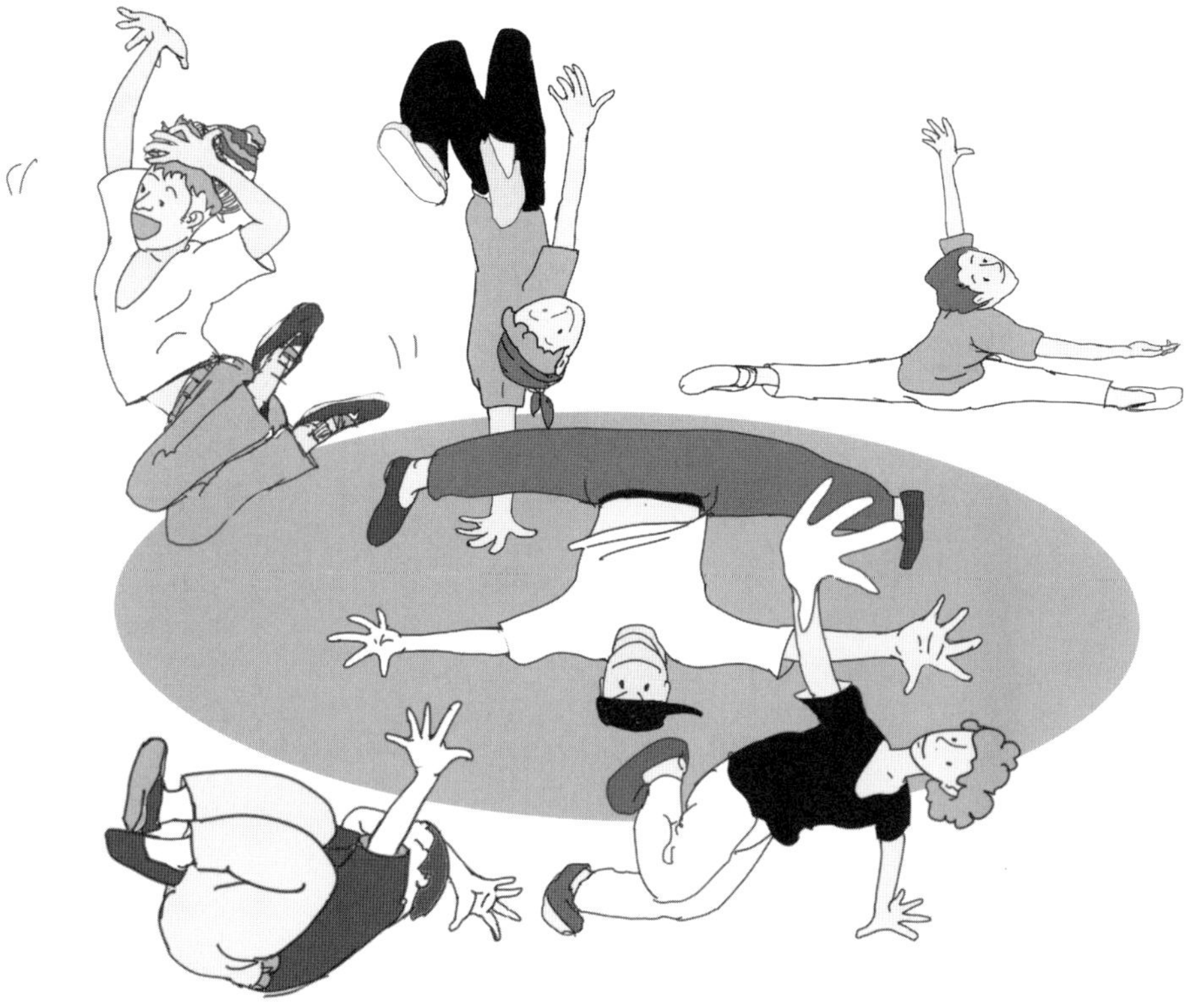

←答えは106ページ

むずかしい

問題 40

双子の女の子の1人が迷子になってしまいました。左下の子の双子の妹は、絵の中のどこにいるでしょうか？

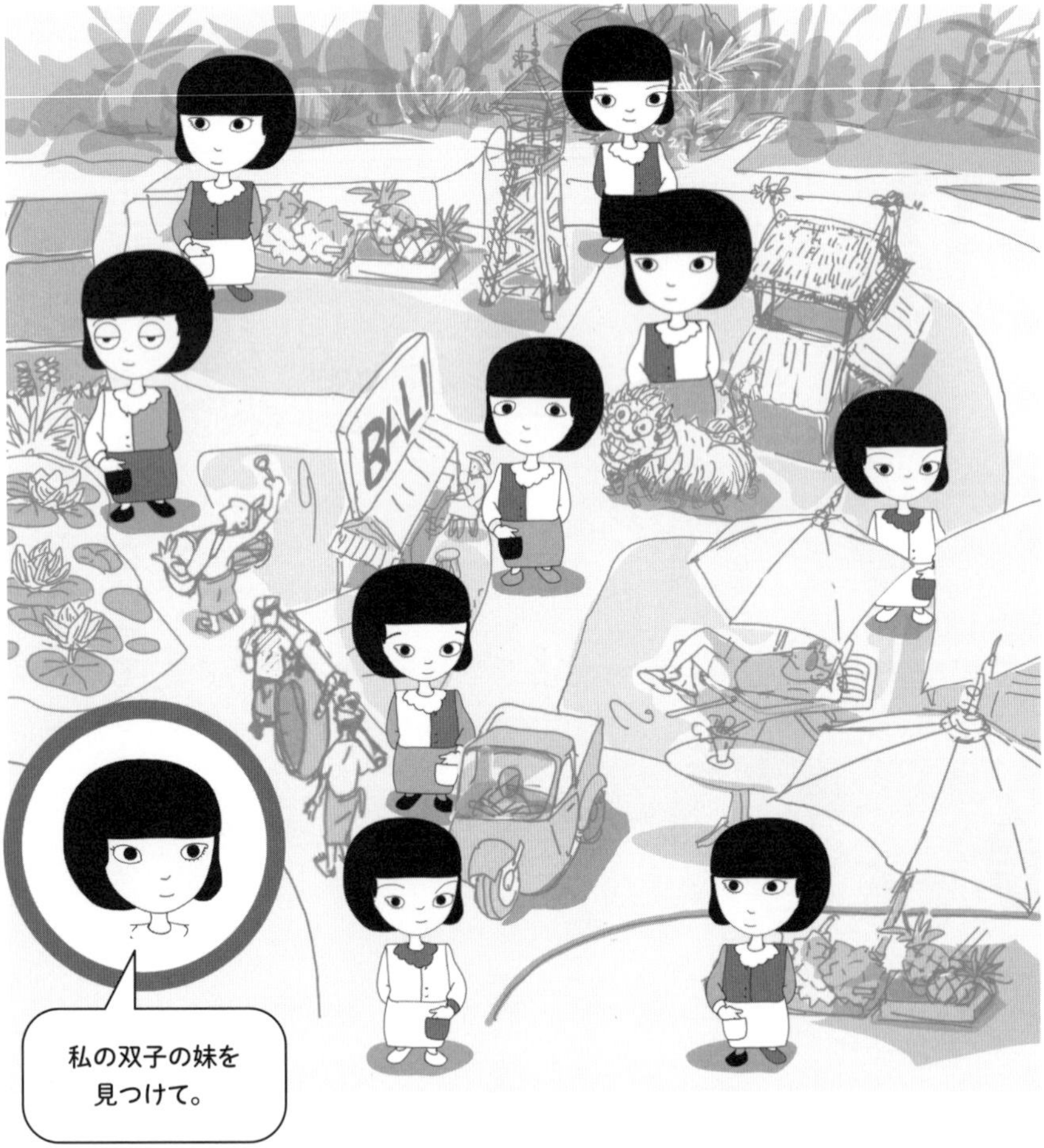

← 答えは106ページ

ふつう

問題41

かわいいネコの写真を撮りました。ところがプリントすると
別のネコの写真が1枚まざってしまっていました。
そのネコの写真はどれでしょうか？

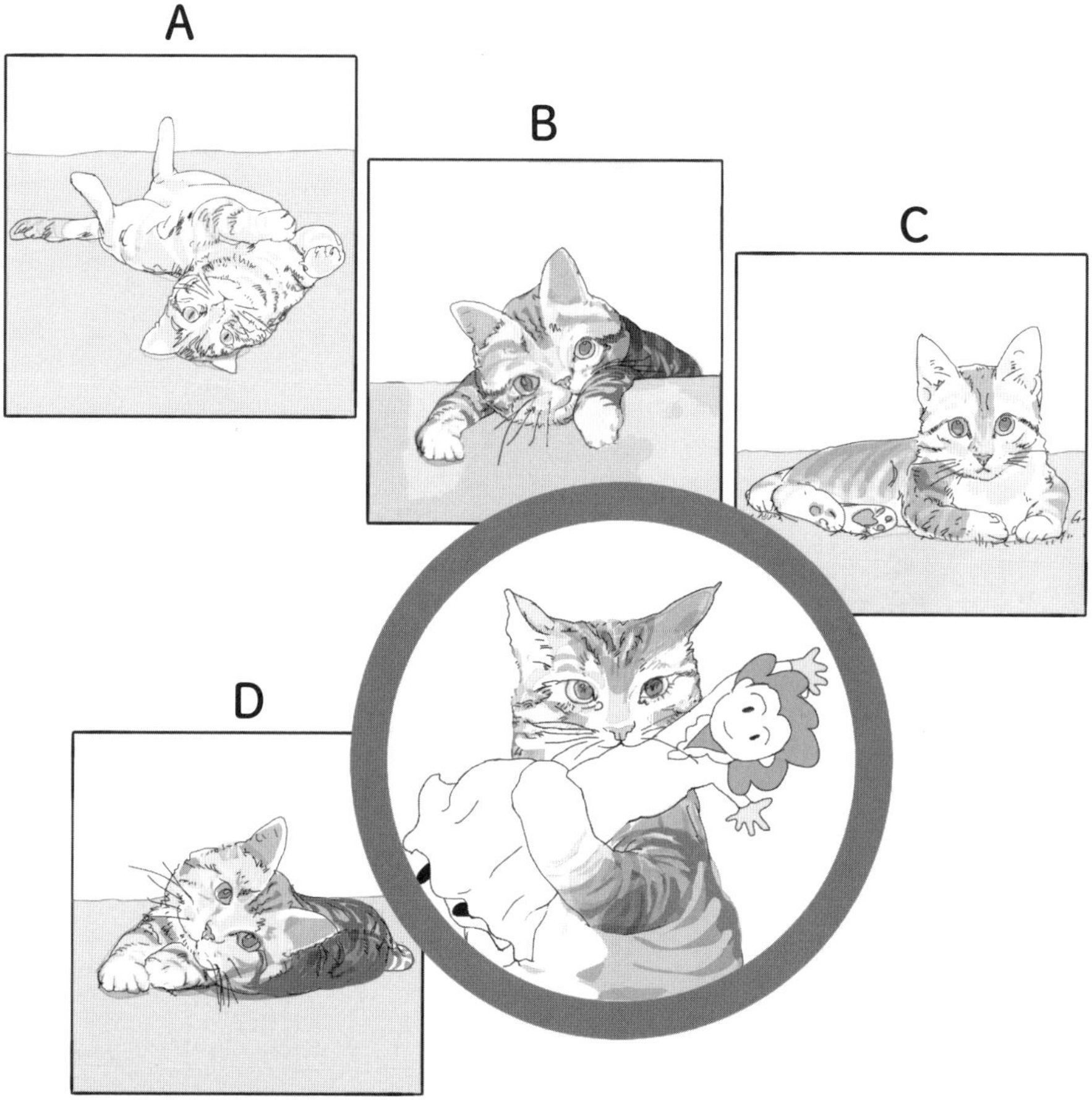

← 答えは107ページ

問題
42

やってみよう！
ながら動作

身体を動かす運動と認知トレーニングを組み合わせたものが「ながら動作」です。運動で前頭葉（特に前頭前野）を活性化し、さらに別の動作を同時に行って、方向感覚などをつかさどる頭頂葉の下部も活性化できます。2つの「ながら動作」に挑戦してみましょう！

トレーニング①「四角と三角」

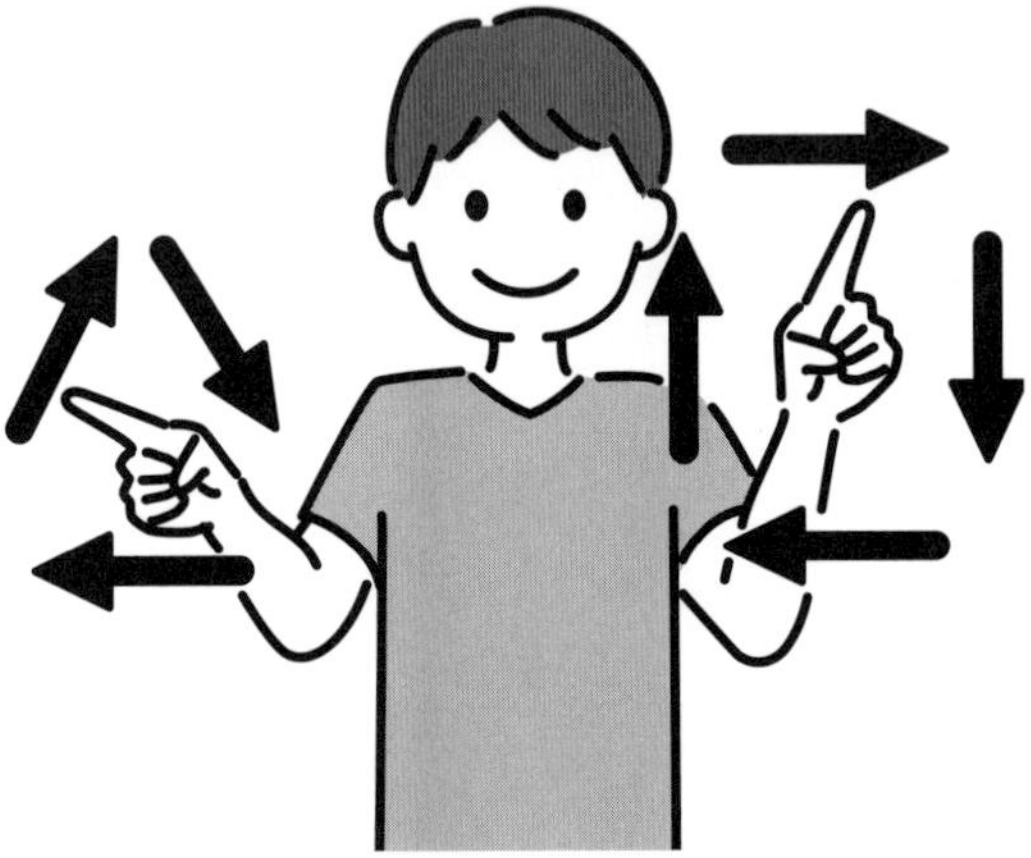

❶
左手で四角、右手で三角形を空中に同時にかきます。
3画目の段階で、右手は三角形をかき終わりますが、左手は四角形をかいている途中。4画目では右手は2周目の三角形をかき始め、少しずつ両手のタイミングがずれていきます。

❷
できるようになったら、右手と左手を入れ替えます。

ながら動作は、以前ご紹介したデュアルタスクトレーニングの一種といえます。軽度の認知機能障害（MCI）の方はもちろん、認知機能が健常な人にもおすすめの動作で、転倒予防や歩行速度の向上に有効なこともわかっています。

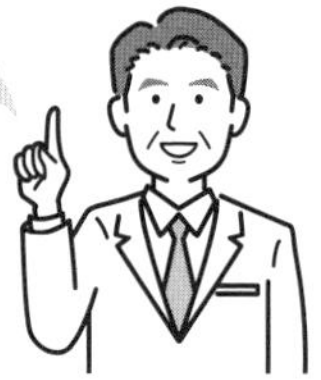

トレーニング②「3の倍数ポン」

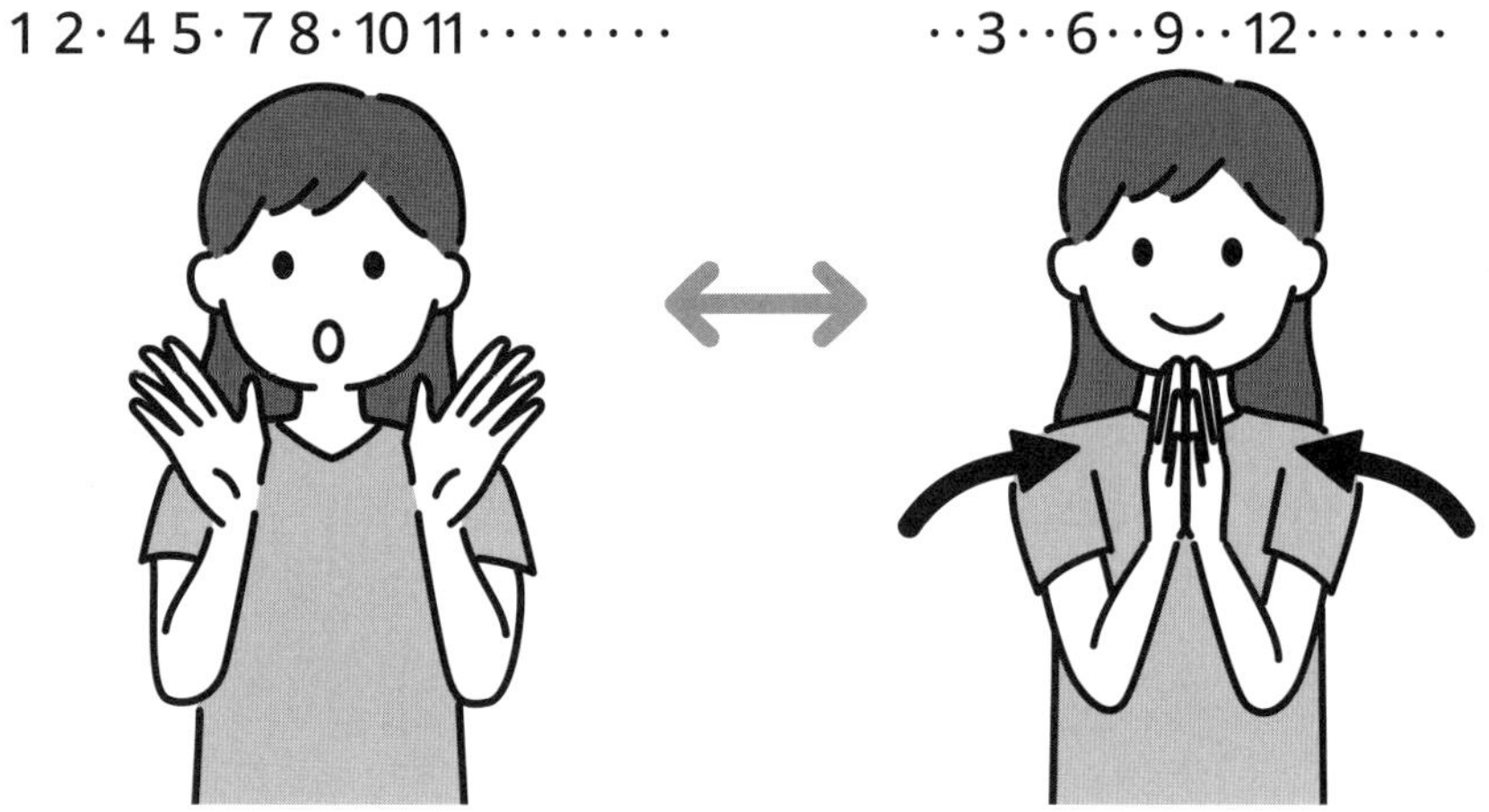

1 2・4 5・7 8・10 11・・・・・・・・
・・3・・6・・9・・12・・・・・・

❶
1、2と声に出しながら、数を数えていきます。

❷
3、6、9など3の倍数になった時には、数を声に出さない代わりに、手を「ポン」とたたきます。

❸
できるようになったら、4の倍数、7の倍数、など数を変えて挑戦しましょう！

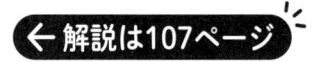

← 解説は107ページ

Column

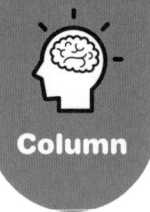

五感にも記憶がある

記憶というと「情報」や「知識」など、文字で表されるものを想像する方も多いでしょう。こうした情報が、脳の中の「海馬」という部分に蓄えられることはとても有名です。

ところで「五感」という言葉があります。視覚、聴覚、味覚、嗅覚、触覚のことですね。実はこうした**「五感」すべてに記憶があります。**こう言うと、意外に思われる方もいるかもしれません。

しかし、考えてもみてください。横断歩道ですれちがった人の顔を見て「この人知っている」と思い出したり、街角で流れてきたにおいに「カレーライスだ！」と気づいたりする経験は、誰にでもあることでしょう。前者は視覚（画像）の記憶、後者は嗅覚（におい）の記憶です。実は**「五感」それぞれに、脳の中にその記憶を受け持つ部位がある**のです。

また、「ある香水のにおいをかぐと、特定の人のことを思い出す」ということもあるでしょう。こうした現象は、嗅覚の記憶と、経験の記憶が密接に関連していることの表れと思われます。

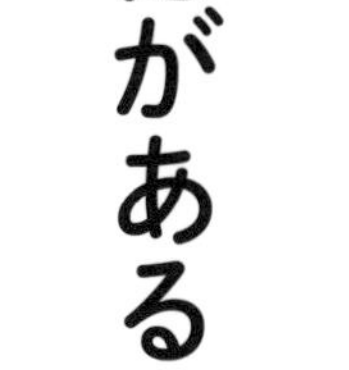

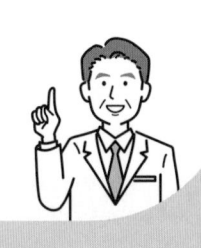

ふつう

問題 43

旅行に来た家族が、思い思いに写真を撮っています。
それぞれの自撮り写真に、ありえないものがまざっています。
それはA、B、Cの写真のどれでしょうか？

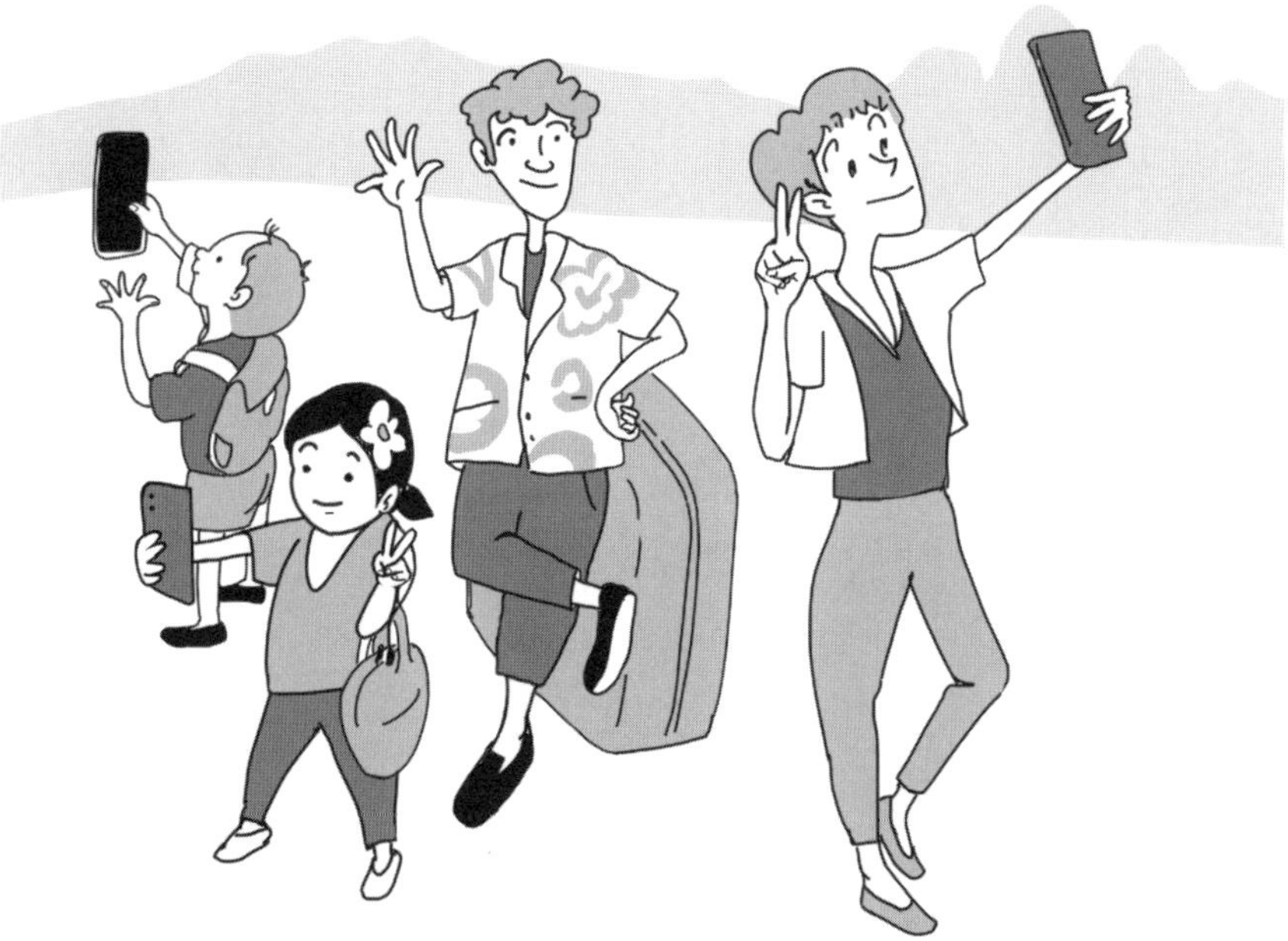

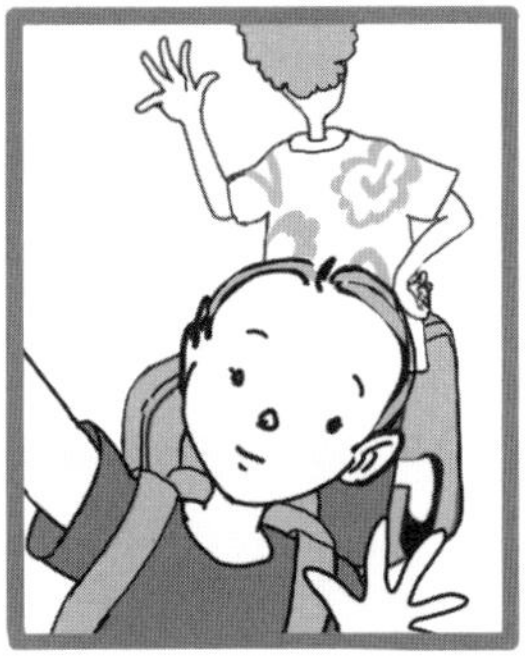

A

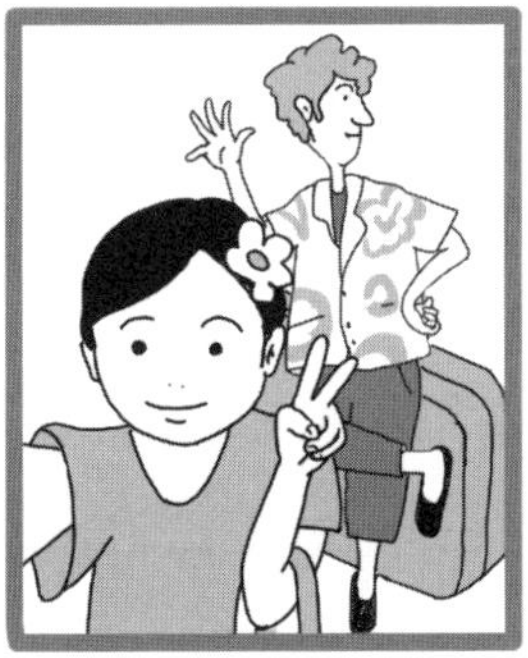

B

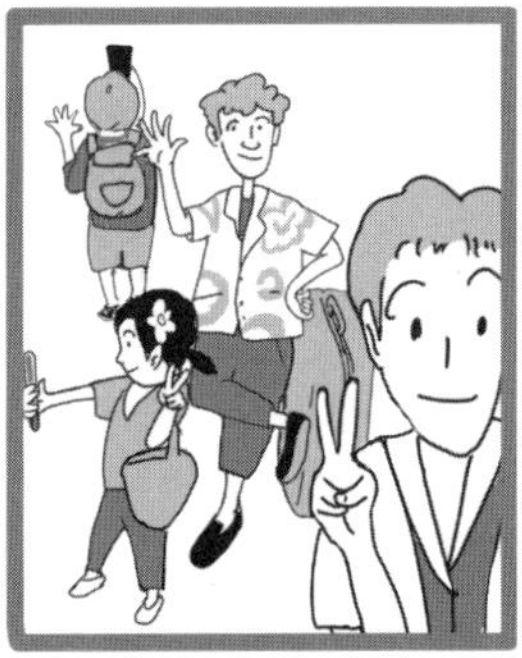

C

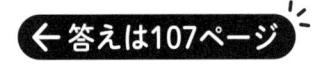

← 答えは107ページ

やさしい

問題 44

ウサギとカエルとサルが、のぼり旗を持って、食堂の呼び込みをしています。

メニューの文字を間違ってしまっているのは、だれでしょうか？

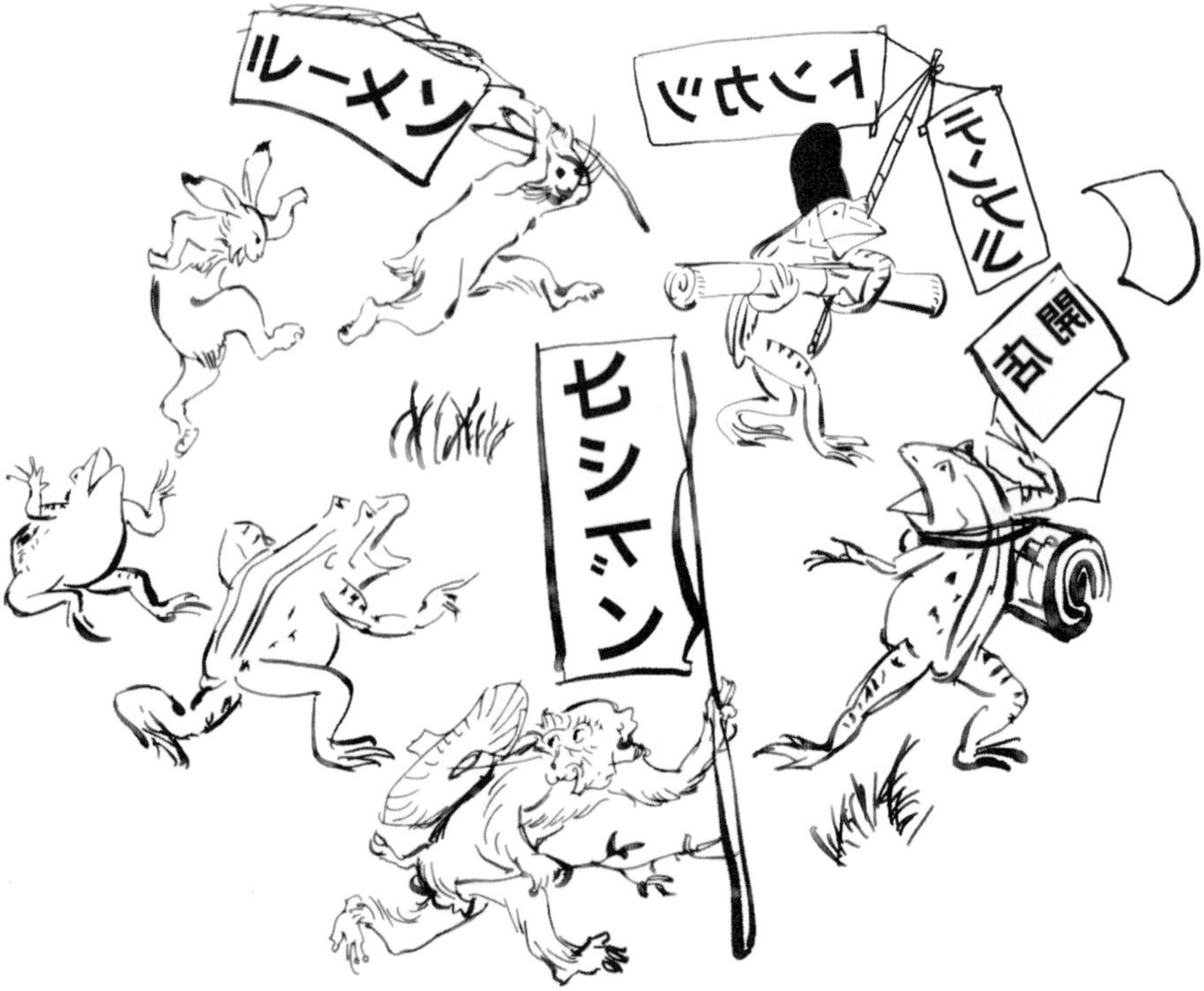

← 答えは107ページ

むずかしい

問題 45

劇場に着いた佐藤さん。
チケットとともに自分で撮影した写真をSNSに投稿しました。
さて、佐藤さんの座席は①、②、③のうちどこでしょうか？

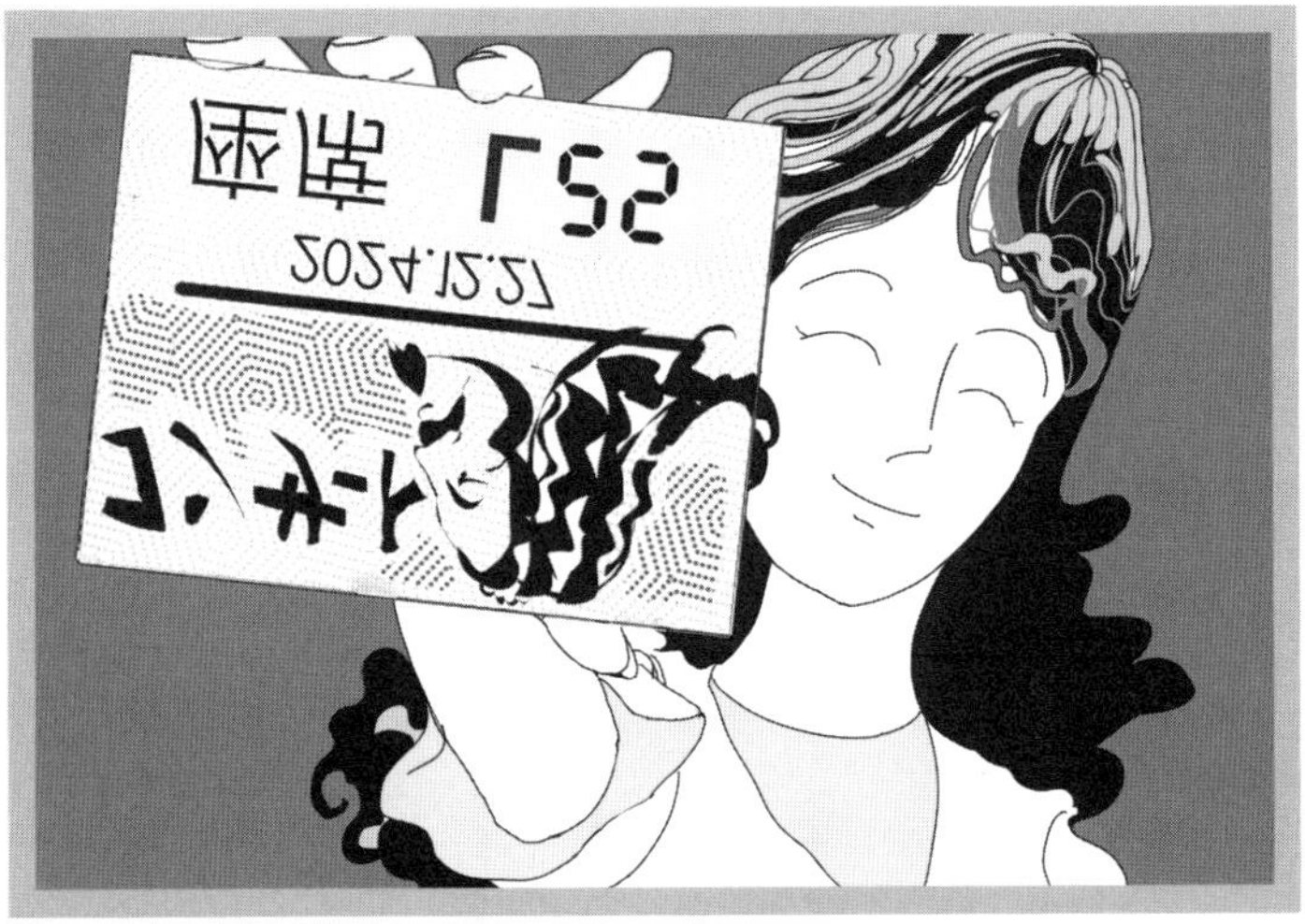

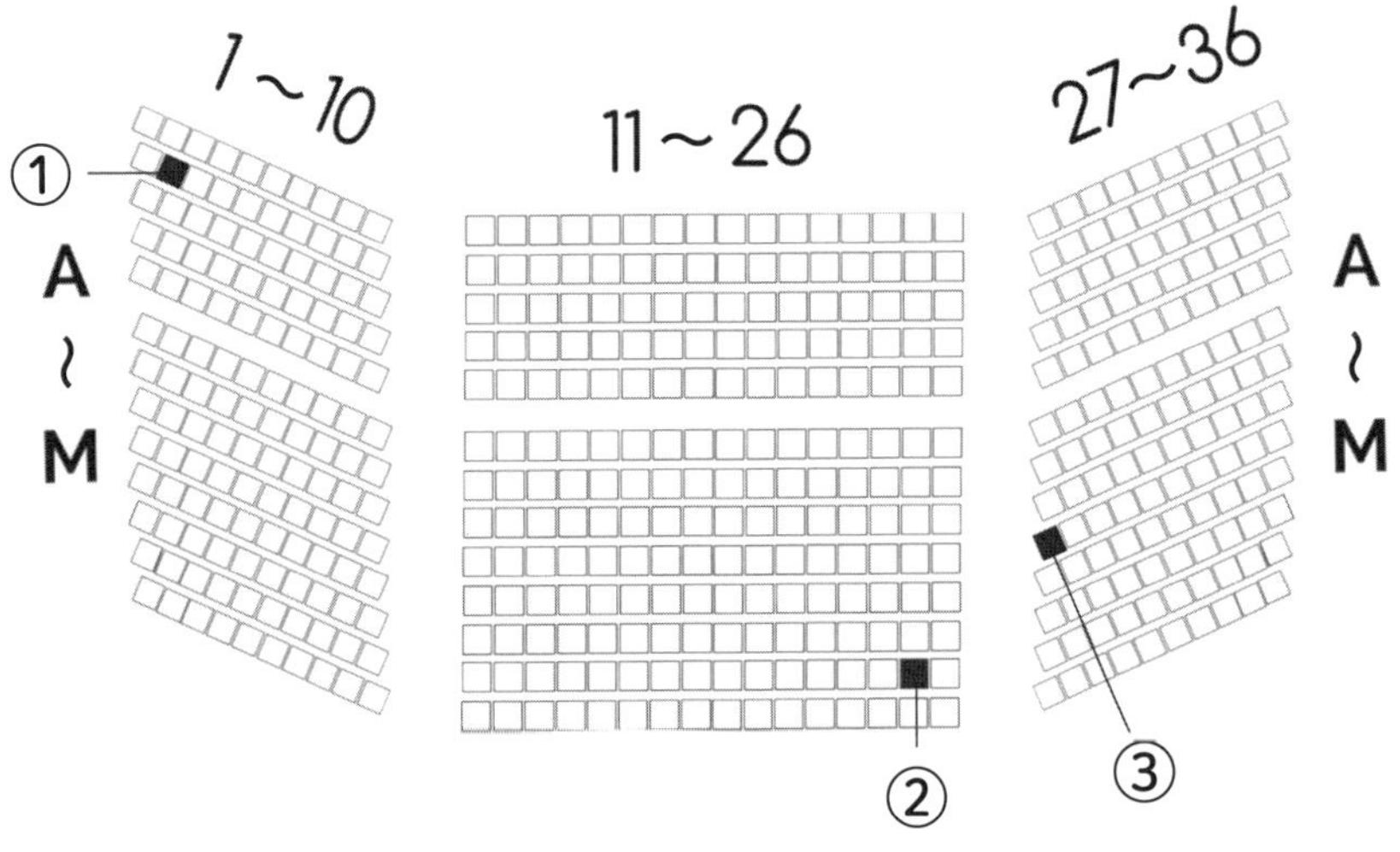

← 答えは108ページ

やさしい

問題 46

次のイラストは、漢字を使ってある場面を表しています。
いったい何を表しているのでしょうか？

①

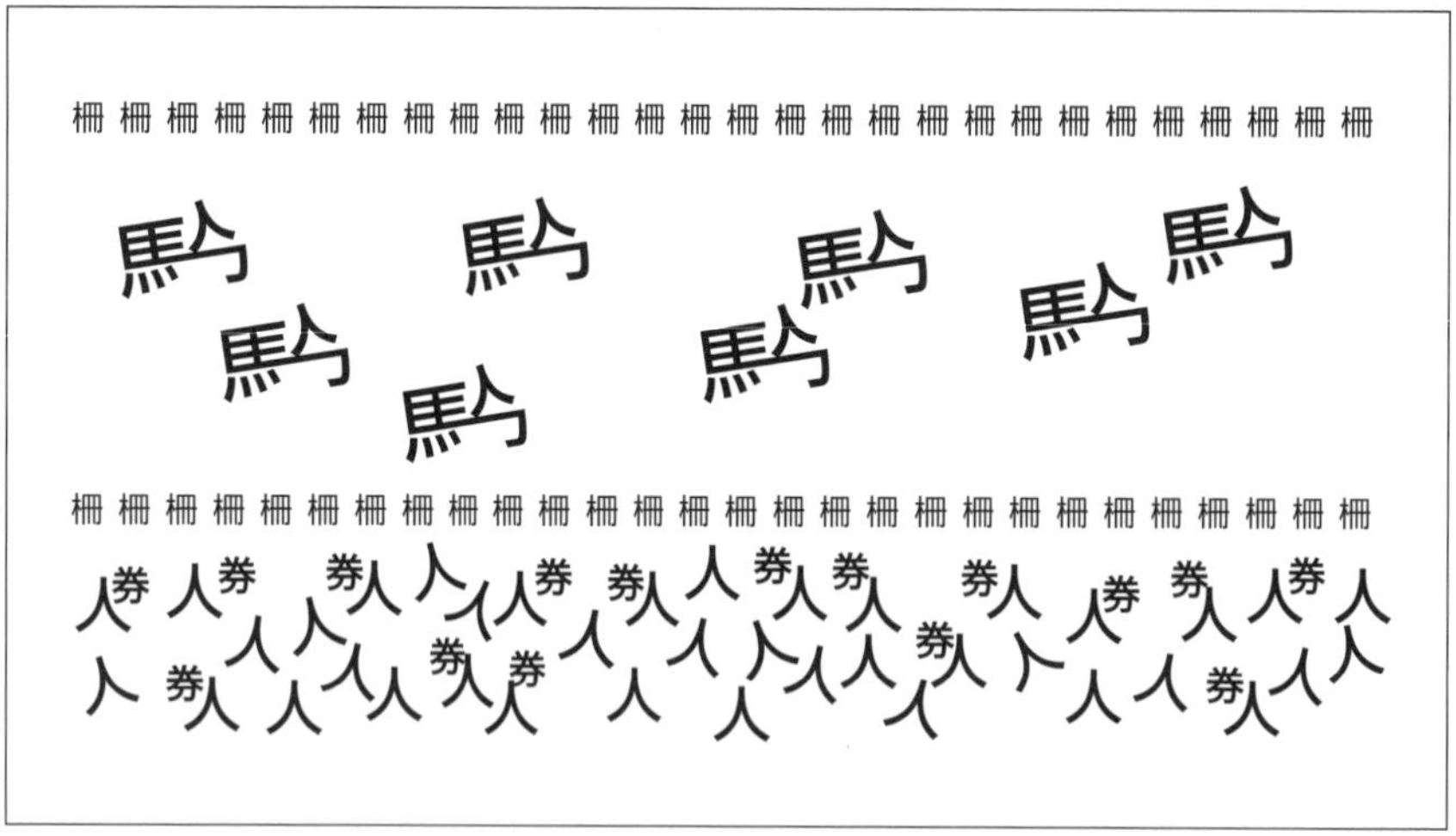

②

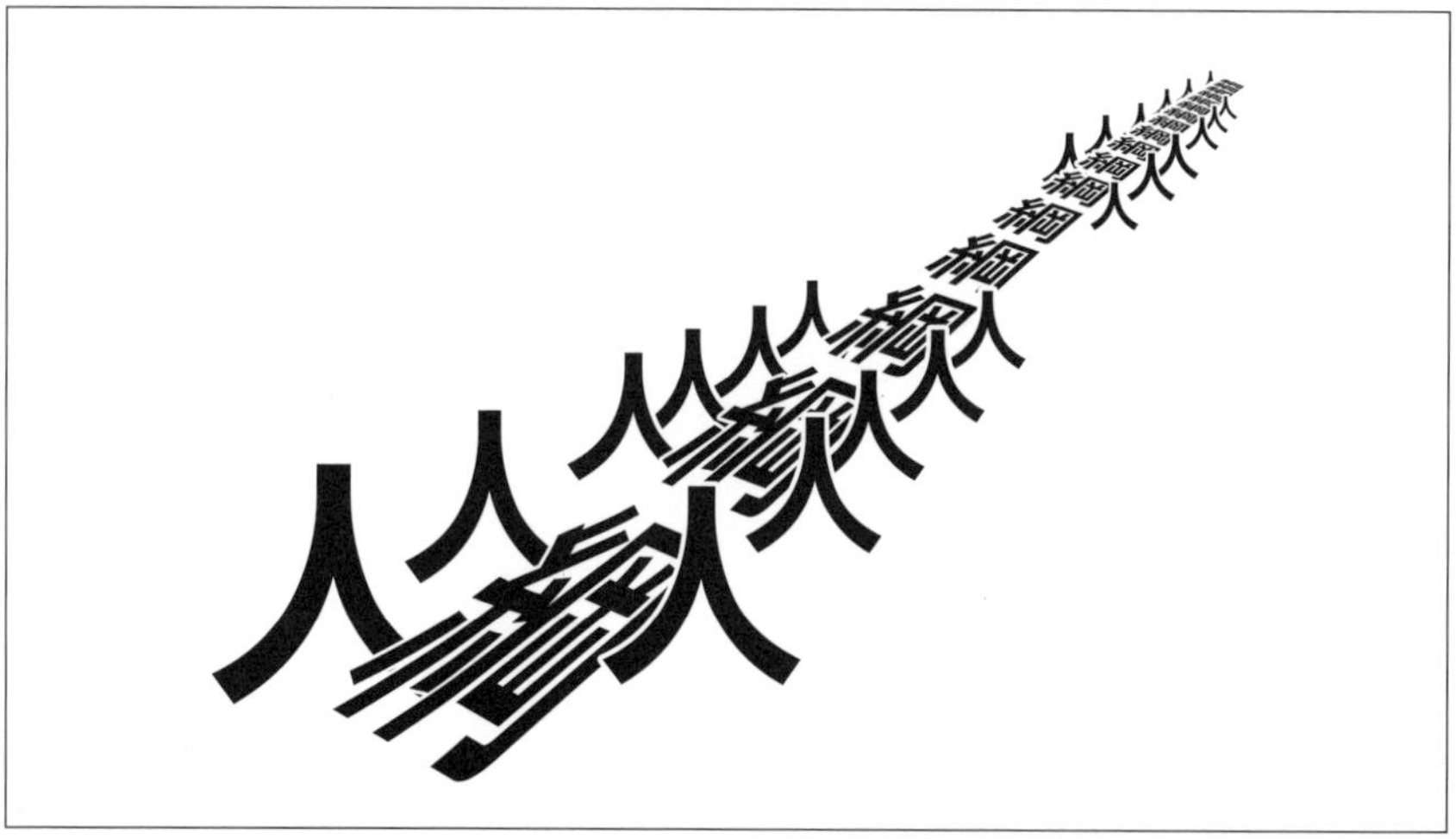

← 答えは108ページ

ふつう

問題 47

見ざる、聞かざる、言わざるの三猿をかいたイラストです。しかし、よく見るとふしぎな箇所があります。それはどこでしょうか？

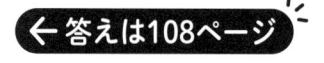

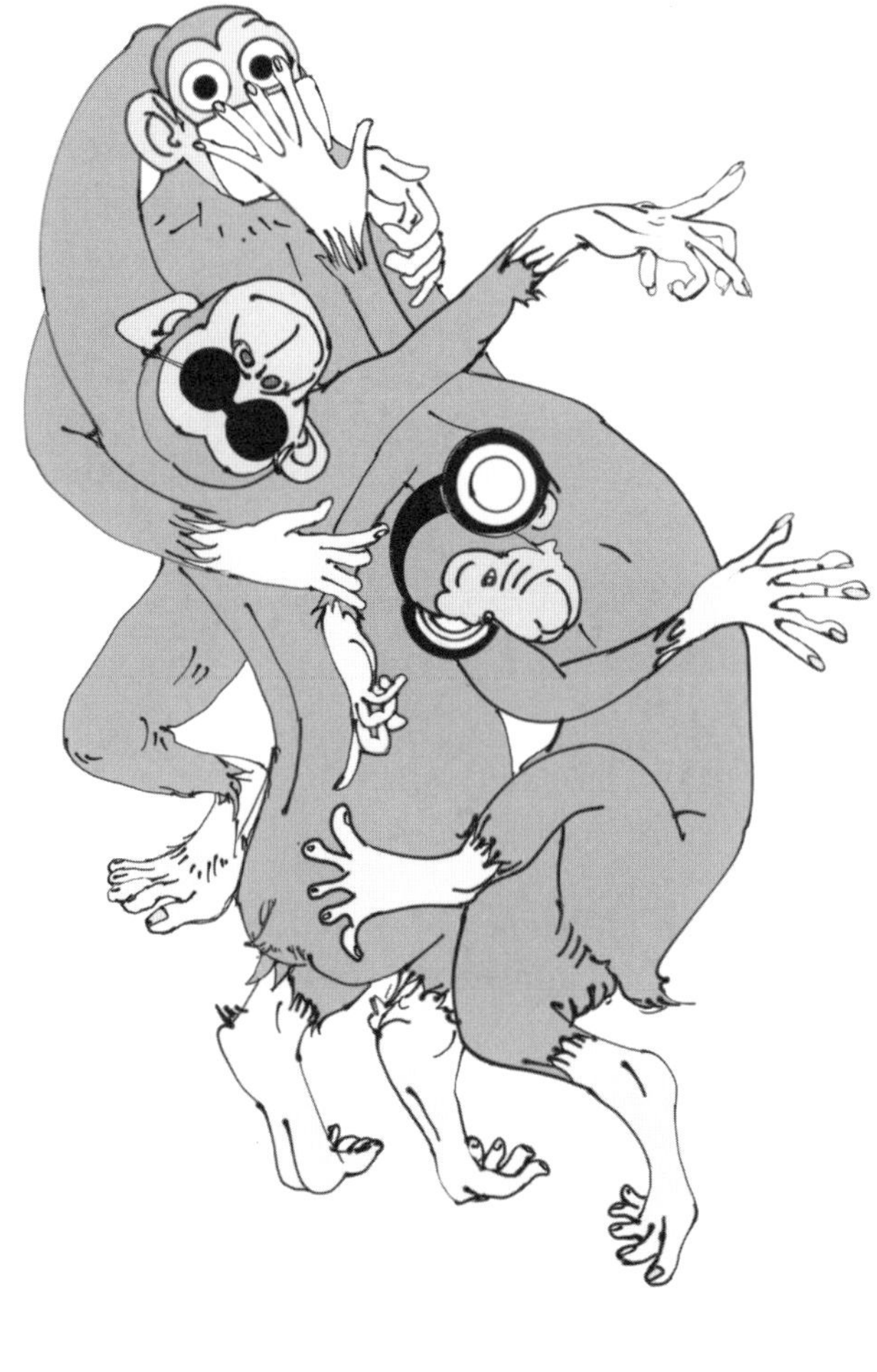

← 答えは108ページ

問題

48

やってみよう！

「へのへのもへじ」で似顔絵をかいてみよう！

人間は「顔」を区別するために、脳で特別な認識システムを発達させています。特に、各パーツの配置（目、鼻、口の位置関係）を大きな手掛かりにして、個人を認識しているようです。これを生かして、「へのへのもへじ」で似顔絵がかけるか試してみましょう！

トレーニング① 「へのへのもへじで有名人の似顔絵づくり」

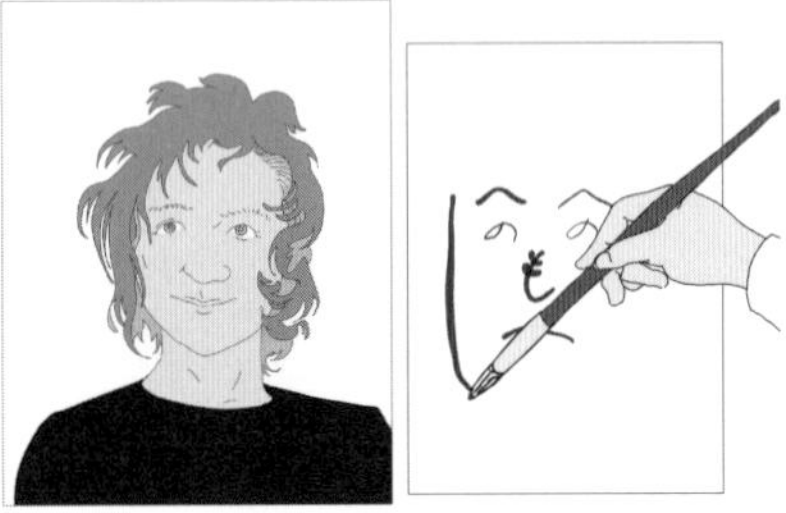

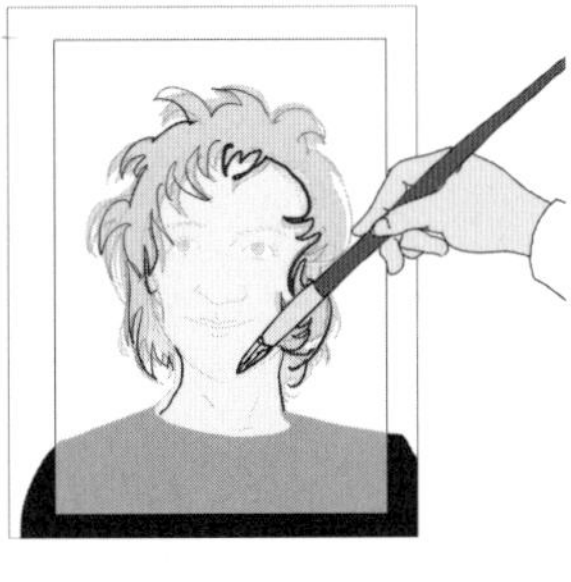

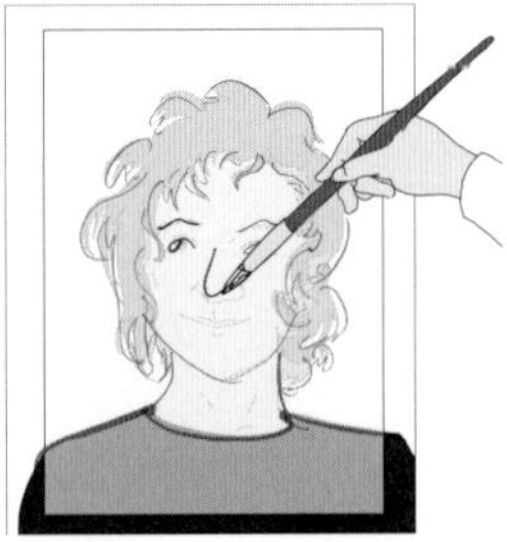

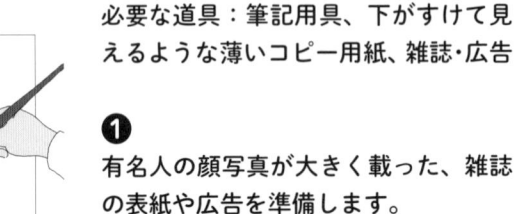

必要な道具：筆記用具、下がすけて見えるような薄いコピー用紙、雑誌・広告

❶
有名人の顔写真が大きく載った、雑誌の表紙や広告を準備します。
（インターネットが得意な方は、プリントしてもOK）

❷
まずは、その写真を見ながら「へのへのもへじ」で似顔絵をかいてみましょう。

❸
次に、コピー用紙を写真の上に重ねて、目、鼻、口、輪郭の位置に気を付けながら「へのへのもへじ」をかいてみましょう。
※特に全体の顔の形を決める輪郭と髪形はていねいにかくのがポイント

見てかいた似顔絵と、パーツの配置に配慮してかき写した似顔絵、出来栄えに差はあるでしょうか？

人が特定の人の顔を見分ける時には、側頭連合野の中の「顔細胞」とよばれる特定の神経細胞を使っています。社会を形成する人間は、個人を見分け、その表情を読み取る能力が重要だったため、このような能力が発達したのではないかと考えられています。

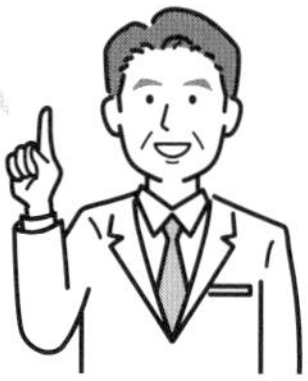

トレーニング②「写真を使って福笑いクイズ」

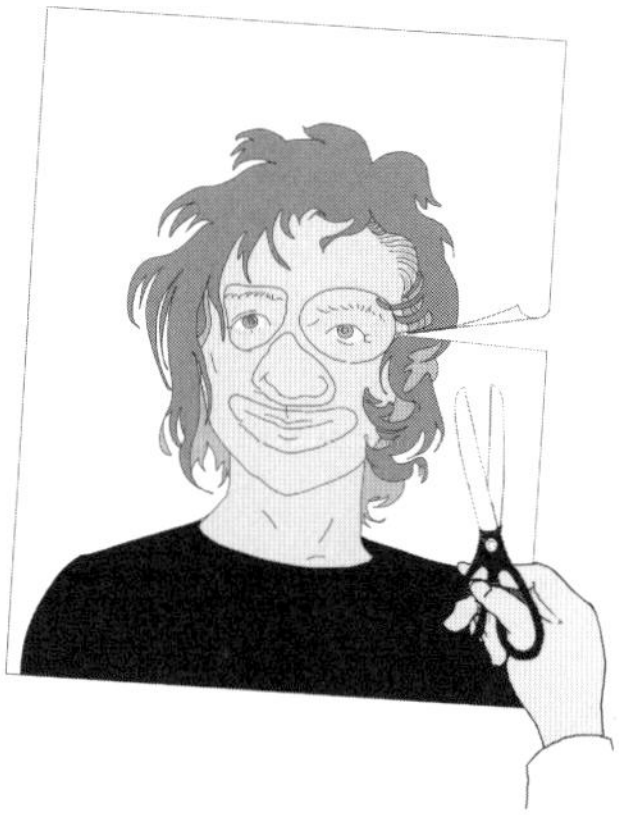

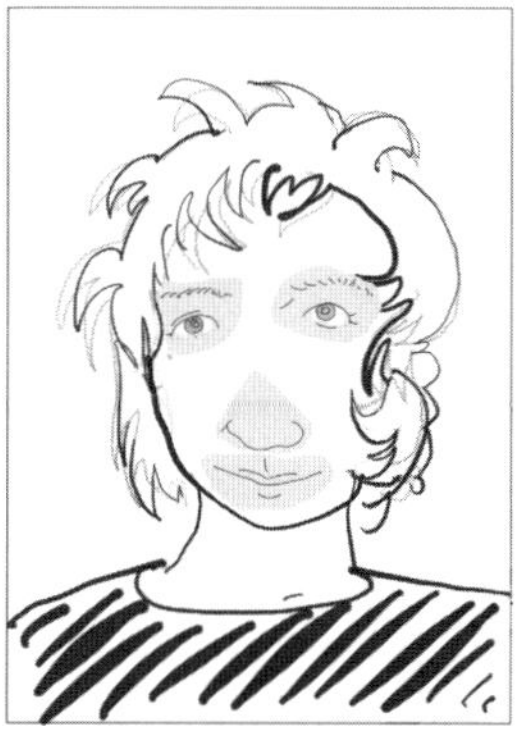

目、鼻、口のパーツが正しくても、配置が間違っていると、その人とは認識できないのでしょうか？　福笑いで確かめてみましょう！

❶
トレーニング①で使った有名人の顔写真をコピーし、目、鼻、口を切り分けます。輪郭は、紙にかきうつします。

❷
家族や友人に、だれの顔写真を切り分けたものか知らせないまま、福笑いの要領で、目、鼻、口を配置してもらいます。

顔の配置がわからない状態でも、どの人かわかるでしょうか？

Column

認知症予備軍から健常にUターンした人の共通点

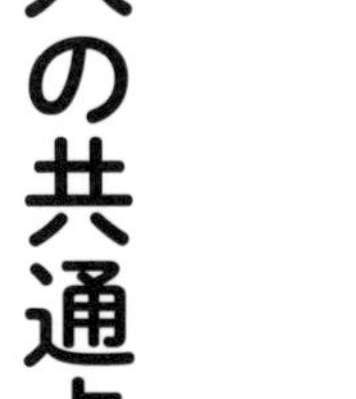

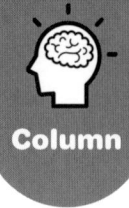

軽度認知障害（MCI：いわゆる認知症予備軍）と診断された方であっても、全員が認知症になるわけではなく、27％の人が正常に戻るそうです。

それでは、どういう人が正常に戻れるのでしょうか？　これに関しては興味深いオーストラリアの研究があります。この研究結果によると、正常に戻るには「好奇心が強いこと」が大事なのだそうです。「好奇心が強い」とは、これまでに知っていることばかりを繰り返すのではなく、未知のことに対して、新たに挑戦していく積極性があるともいえます。

人間の脳は新しい経験によって、これまでになかった新たな神経回路を作ります。これが加齢とともに衰退していく脳をきたえ直すことになるのです。

私自身も、物忘れが心配な患者さんには「新しいチャレンジ」をすすめています。例えば、将棋が得意な方には「脳トレのためには、将棋ではなくて、これまで知らなかった囲碁をしましょう」とアドバイスします。

つまり、自分のプライドの拠り所はいったん捨てて、**未知の分野に挑戦していくことが、認知症予防の最初のステップになる**わけです。

やさしい

問題 49

4つのイラストが線対称に配置されています。しかしほかと違う箇所が1か所だけあります。違う部分を○で囲んでください。

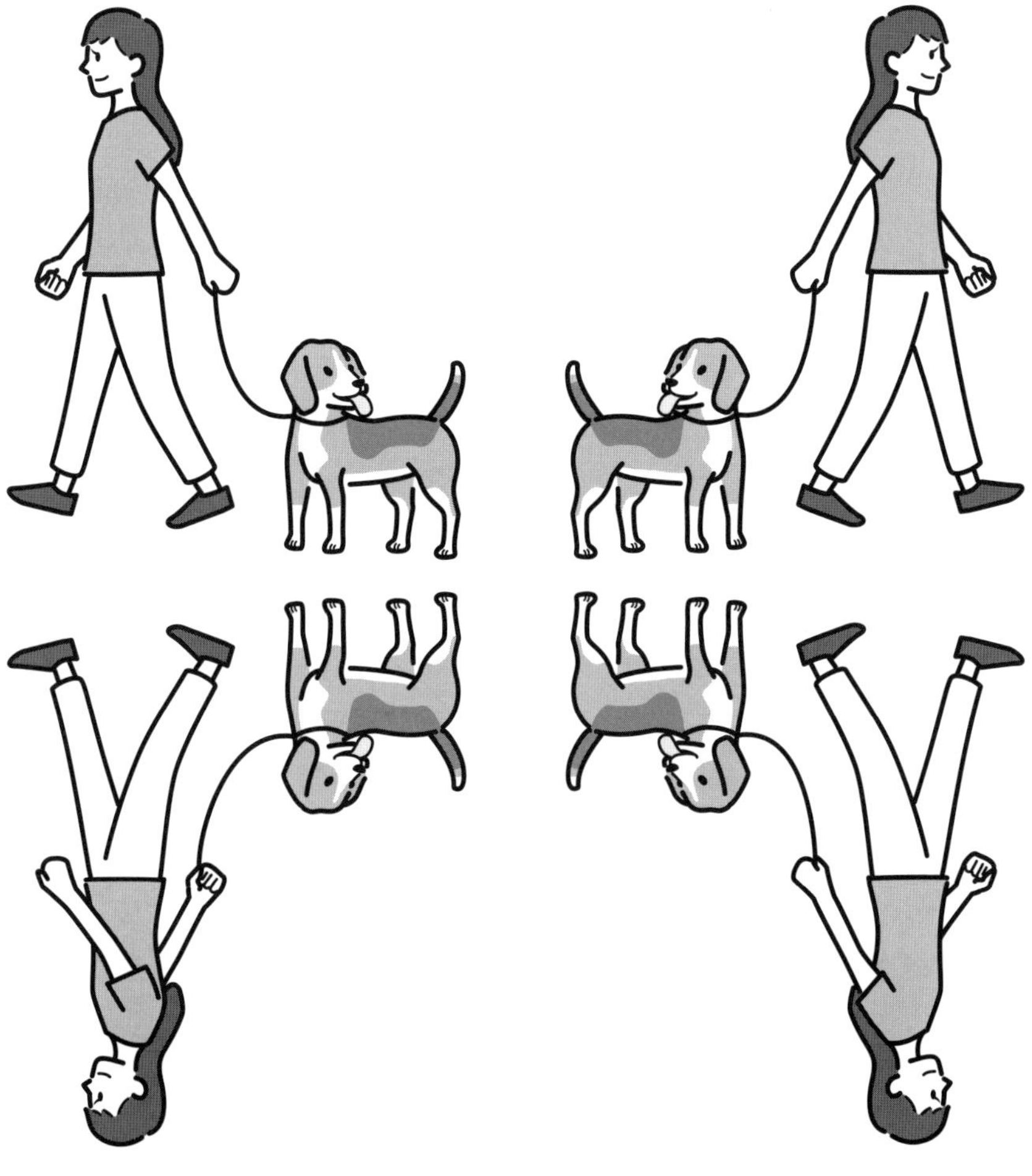

← 答えは109ページ

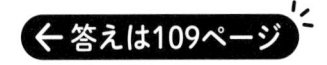

むずかしい

問題 50

歴代の千円札を並べました。

①お札の表面と裏面の組み合わせを、線でつないでください。

②お札が登場した順番を、アルファベットで答えてください。

A
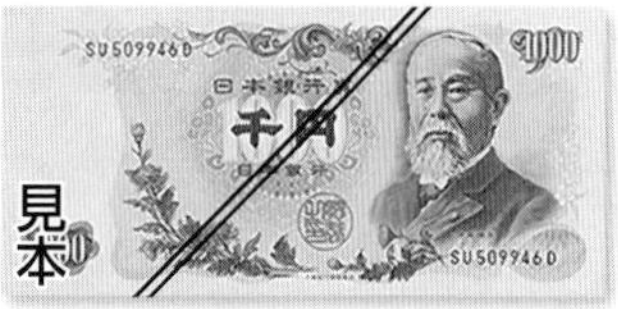

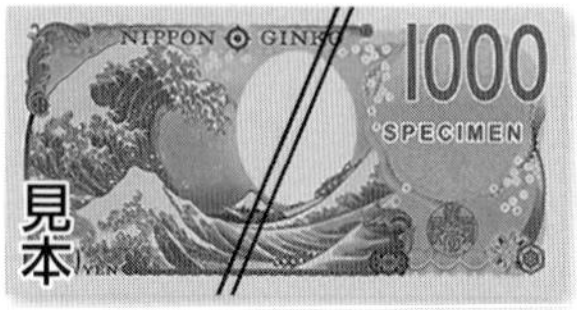

B
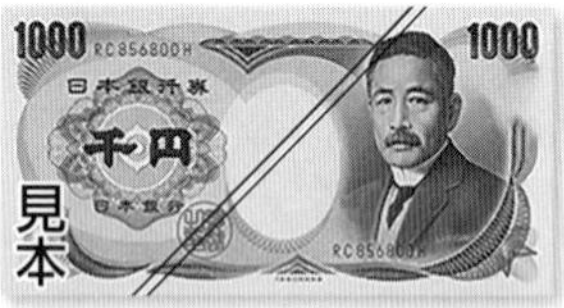

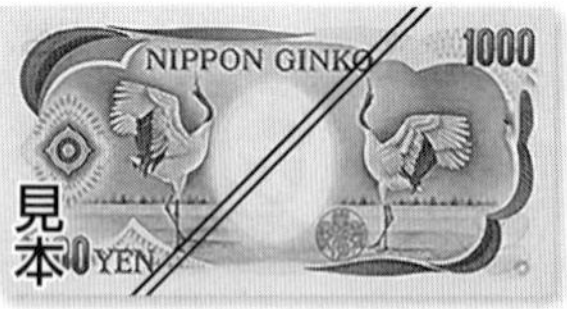

C
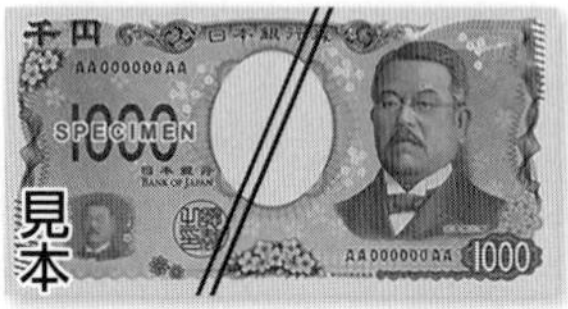

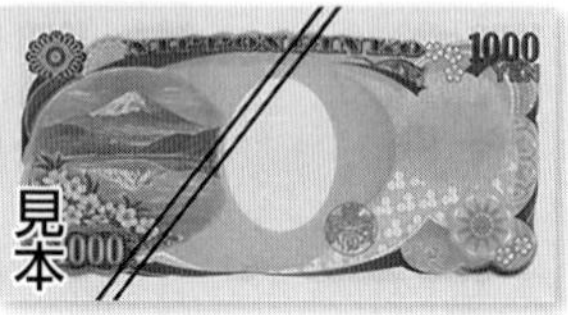

D
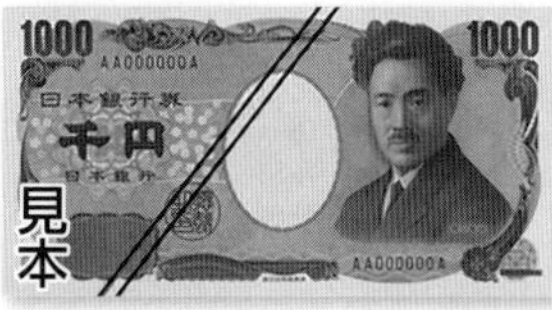

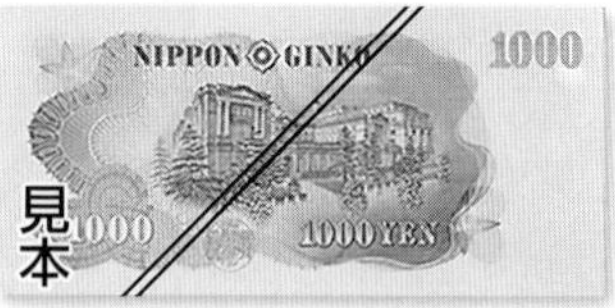

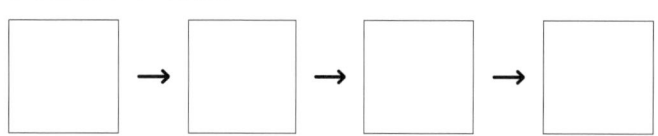

お札が登場した順番

□ → □ → □ → □

← 答えは109ページ

この問題だけは、お札を実際に使った経験のあるシニアの方に有利になっています。

ふつう

問題 51

ところどころふしぎな迷路があります。
間をすり抜けてスタートからゴールまでたどり着きましょう。

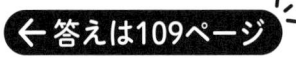

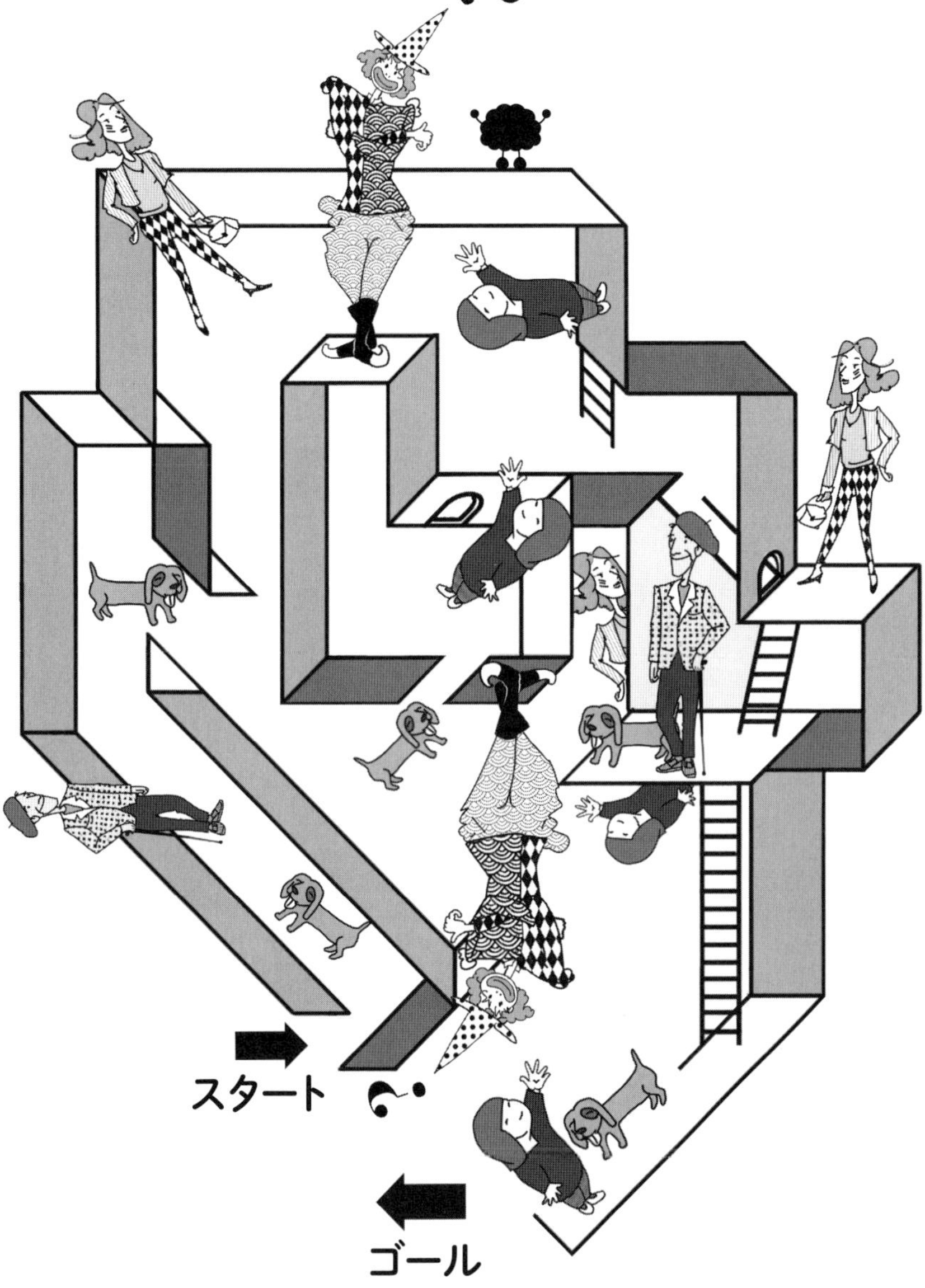

← 答えは109ページ

やさしい

問題 52

次のイラストは、漢字を使ってある童話を表しています。いったい何を表しているのでしょうか？

①

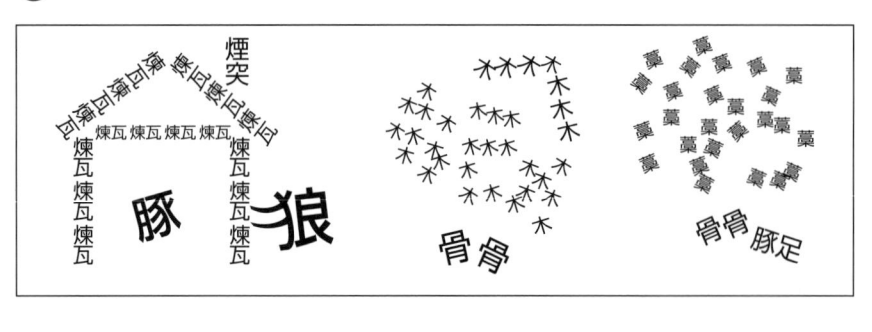

②

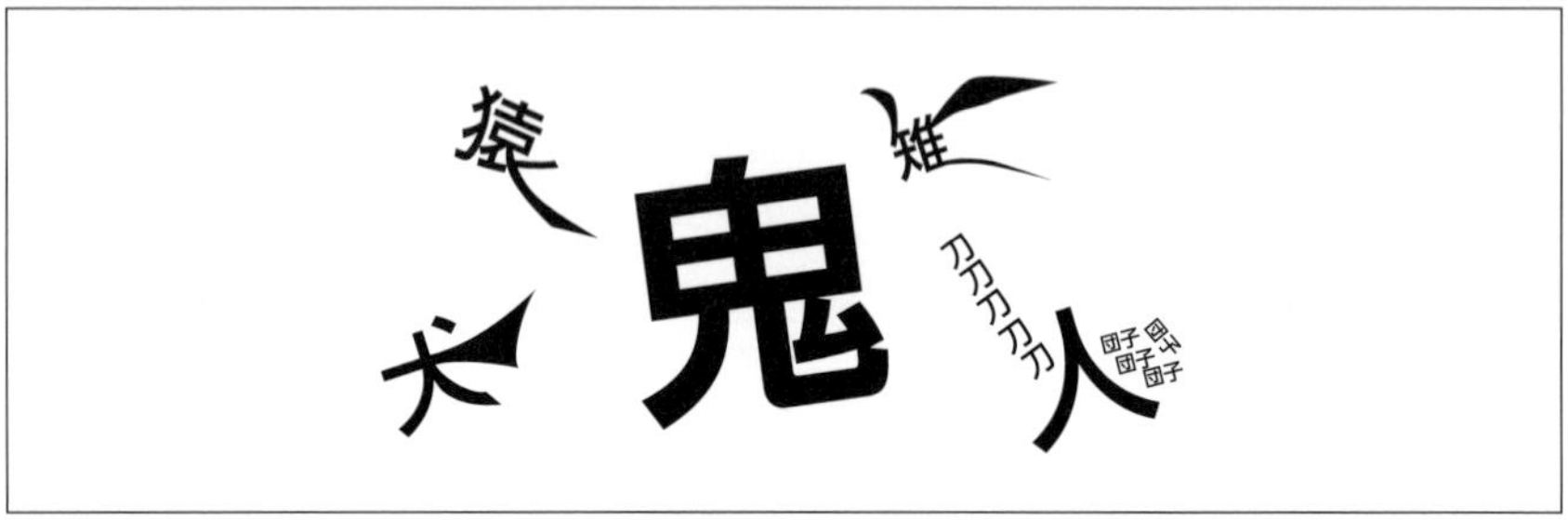

③

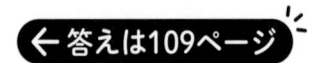

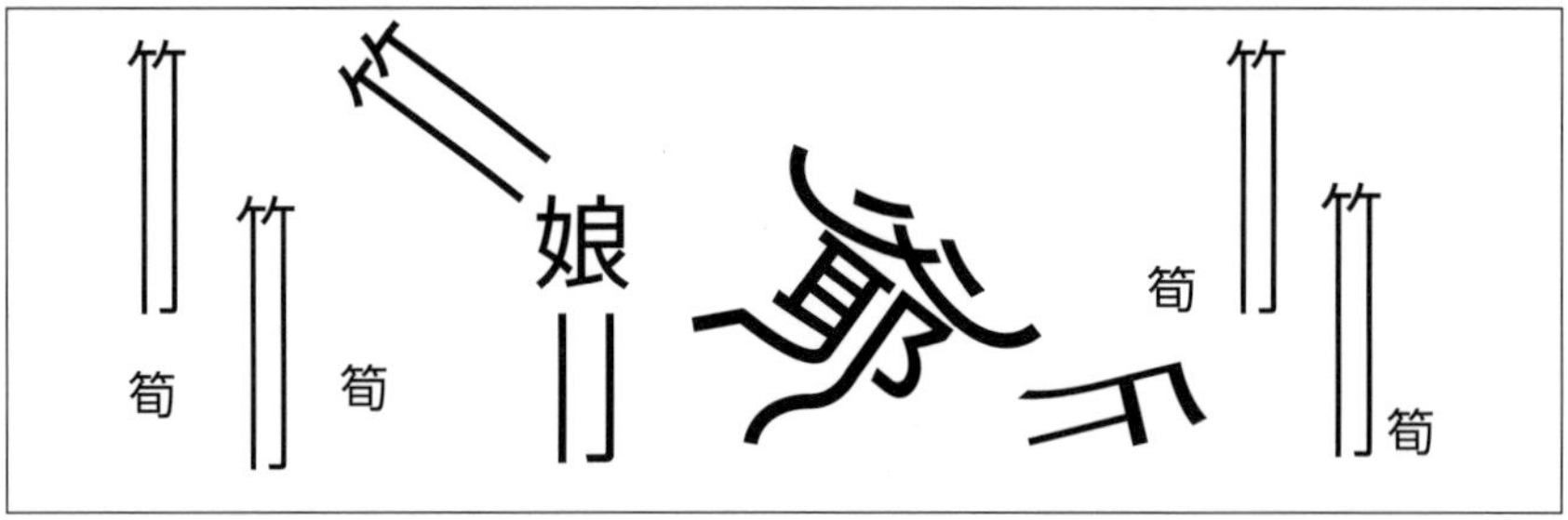

← 答えは109ページ

むずかしい

問題 53

今日は運動会。子どもたちの様子を先生が撮影してくれました。先生が撮った写真として違っているものはA、B、Cのうちのどれでしょうか？

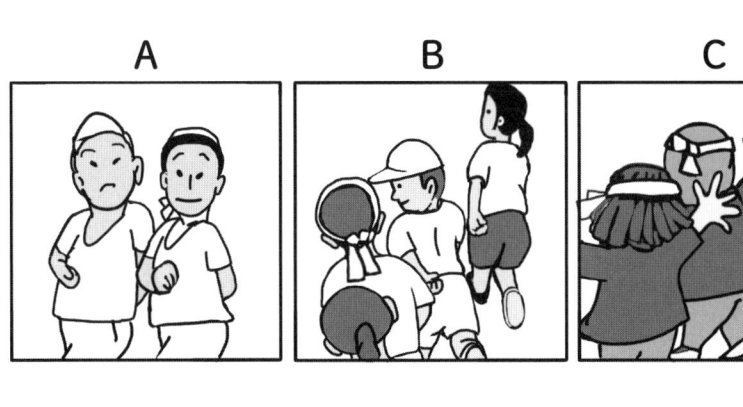

A

B

C

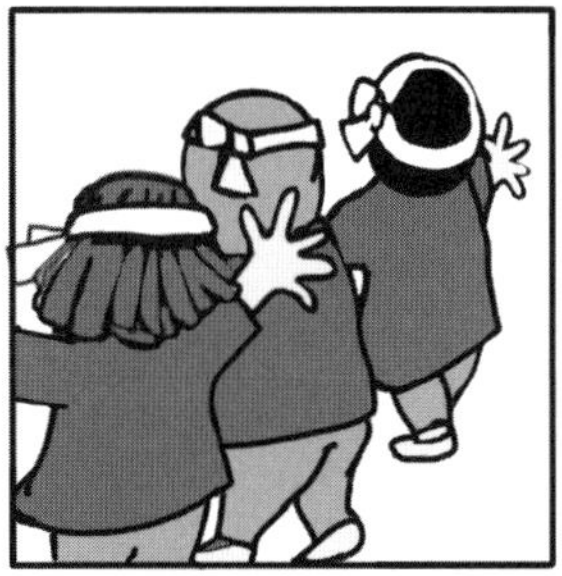

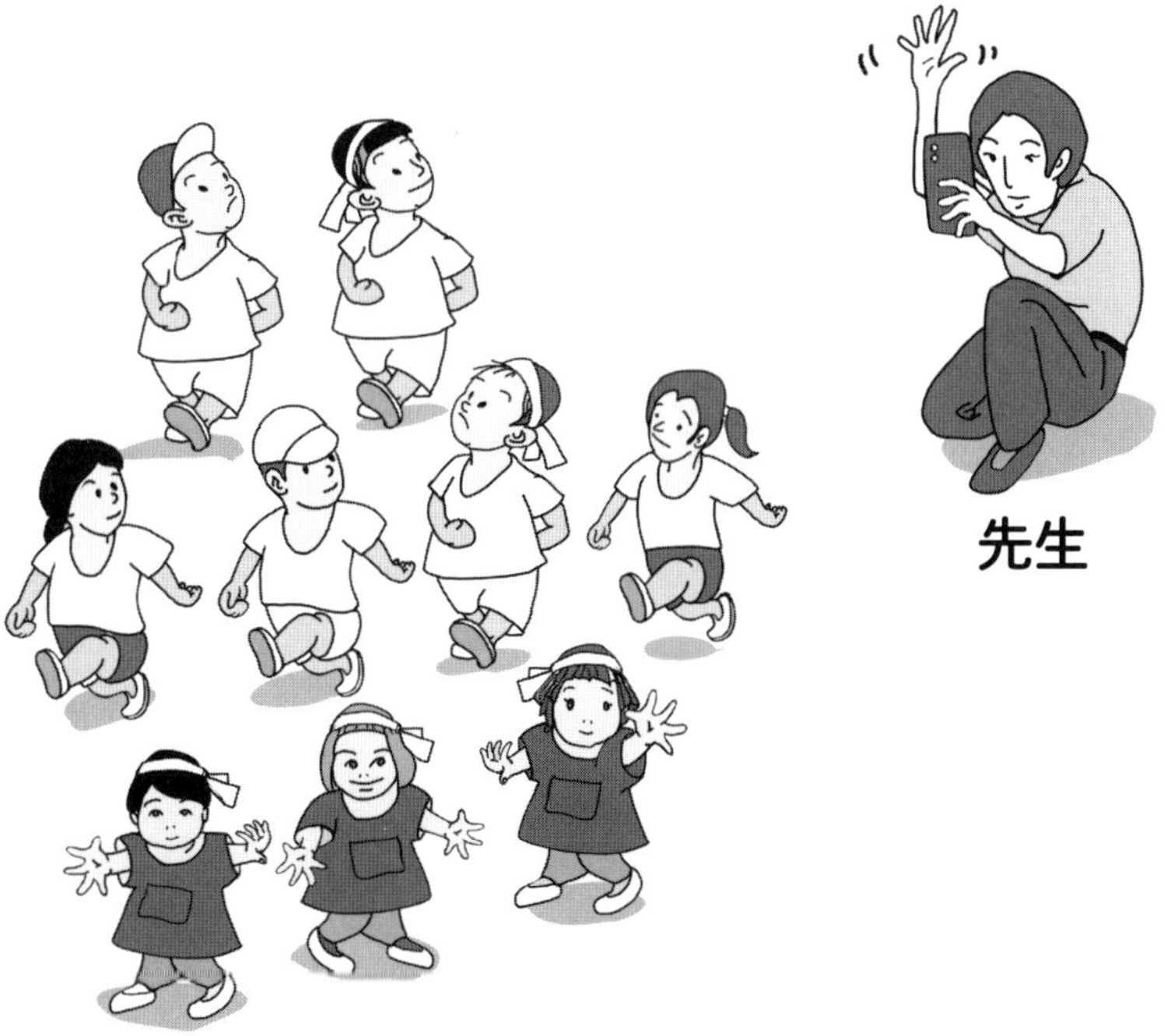

← 答えは110ページ

問題
54

やってみよう！

脳活性アート 両手迷路

脳トレとアートを融合した「脳活性アート」は、作業を通して脳を刺激する取り組みです。今回は、そのレッスンで使っている「両手迷路」の課題です。両手の指先を思い通り動かそうと意識することで、注意力がきたえられます。

レッスン「両手迷路」

必要な道具：筆記用具（2本）

❶
両手にそれぞれペンを持ち、左ページのスタートの位置に合わせます。

❷
両手を同時に動かして迷路をスタート。2本の線が迷路のとちゅうで出会うようにします。

一生懸命に迷路を解くというより、どこを通るか両手にまかせて、まるで手と手が「どうする？」と話し合っているような状態を、皆さんはただながめているつもりで取り組むのがおすすめです。

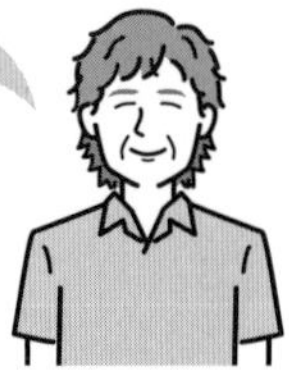

両手迷路の効果としては、❶両手を同時に動かす　❷指先の運動と脳トレ（迷路）を同時に行う　という二重のトレーニング効果が期待できます。指先を柔軟に動かすことも脳への刺激になります。通常の迷路も、両手で行うと脳トレ効果が期待できますよ！

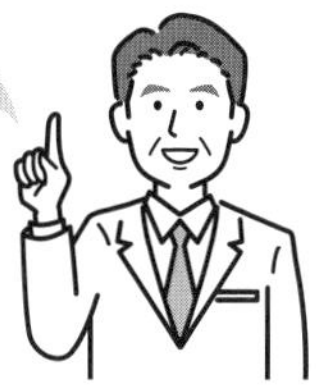

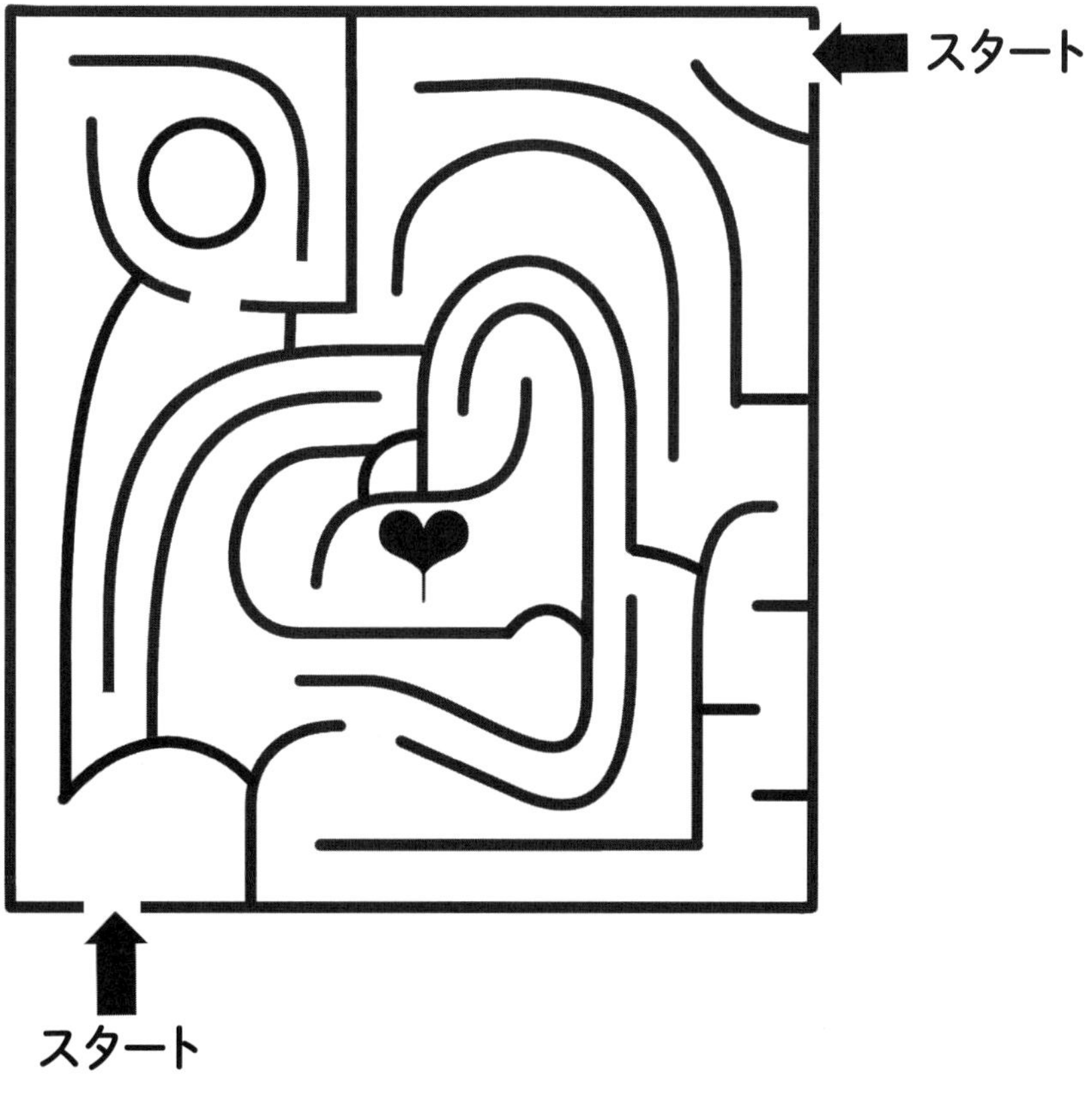

← 解説は110ページ

Column

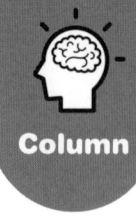

前頭葉をきたえると、成功を呼び込む「段取り力」が身につく！

人間には、本能的に「自分自身をきたえ高めたい」という欲求があるようです。だからこそ、書店には「自己啓発本」が数多く並び売れるのでしょう。多くの自己啓発本は「小さな成功を積み重ねて大きな成功を呼び込む」という点が共通しています。この考えにそって、**脳を研究してきた研究者の立場から「成功をつかむための具体的なポイント」とは何か考えてみました。**

成功への取組みの秘訣は「段取り」にあります。この「段取り」の語源は、「寺社などの坂道に石段を築くとき、高さや勾配から段数を見積もること」を意味する「段を取る」にあるのだそうです。「段取り八分、仕事二分」という言葉があるように、事前に準備（段取り）をきちんとしておけば、仕事の8割は完了したのも同じなのです。

段取り力は認知神経の用語では遂行能力と言われ、脳の「前頭葉」が担当します。前頭葉をきたえることが、段取り力ひいては成功を呼び込む秘訣といえるでしょう。従来の研究では、有酸素運動が前頭葉をきたえるとわかっています。早歩きやサイクリングで段取り力アップを目指しましょう。

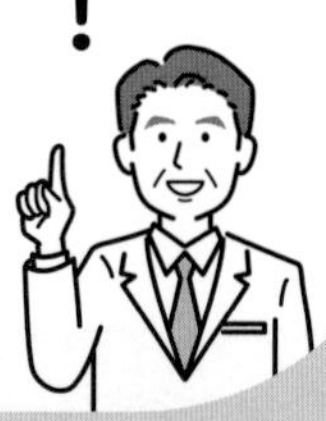

やさしい

問題 55

エステサロンで施術中、お客様の家族から電話がかかってきました。しかし、どのお客様をどの部屋に通したかわかりません。施術中のお客様は何番の方でしょうか？

エステサロン支配人

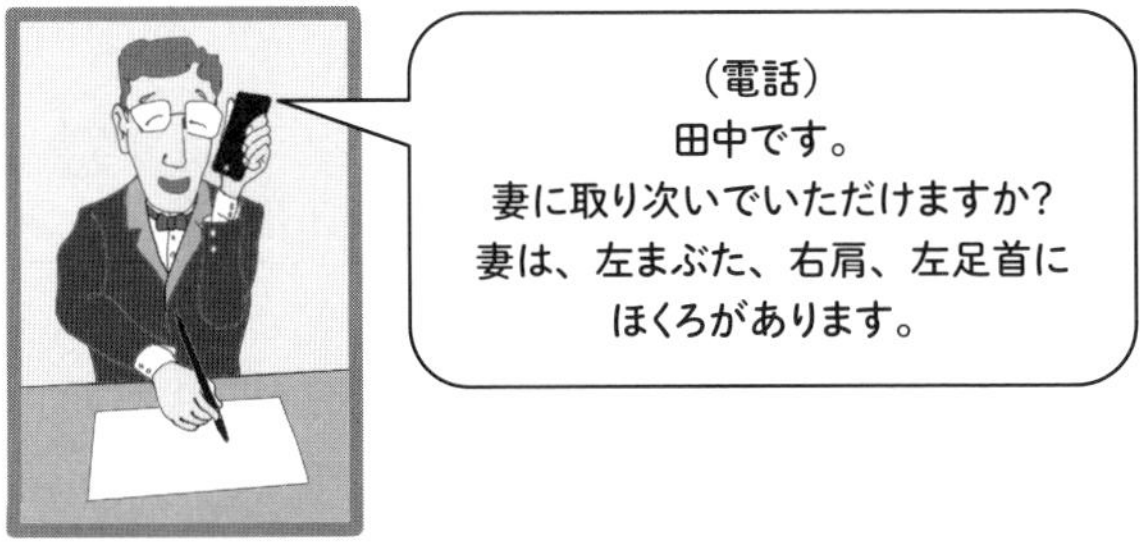
（電話）
田中です。
妻に取り次いでいただけますか？
妻は、左まぶた、右肩、左足首に
ほくろがあります。

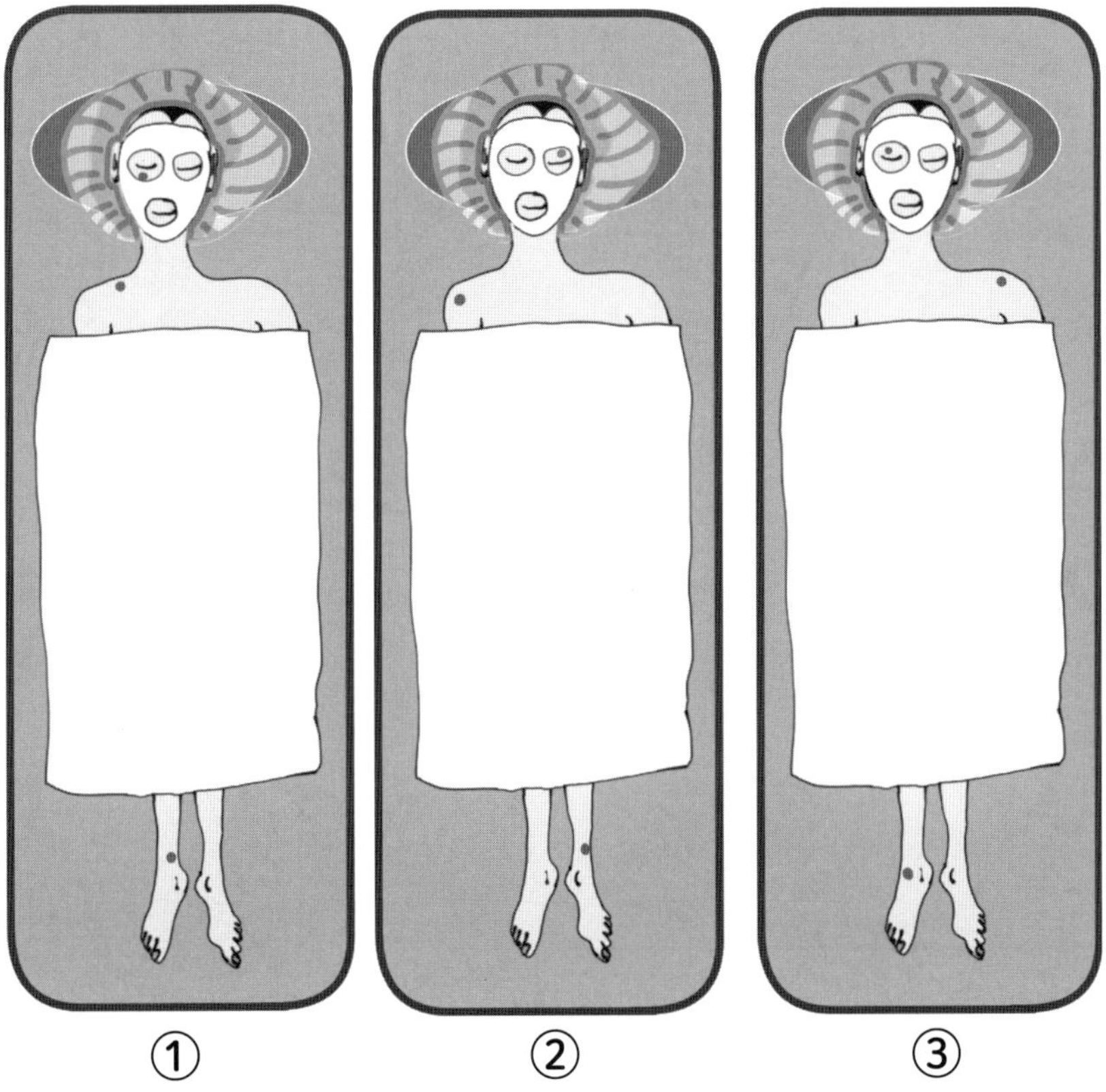

①　②　③

← 答えは110ページ

むずかしい

問題

56

人気イラストレーターが、絵のかき方レッスンをインターネットで生配信中です。手元とカメラが次のような位置関係のとき、画面に映るのは3つのうちのどれでしょうか？

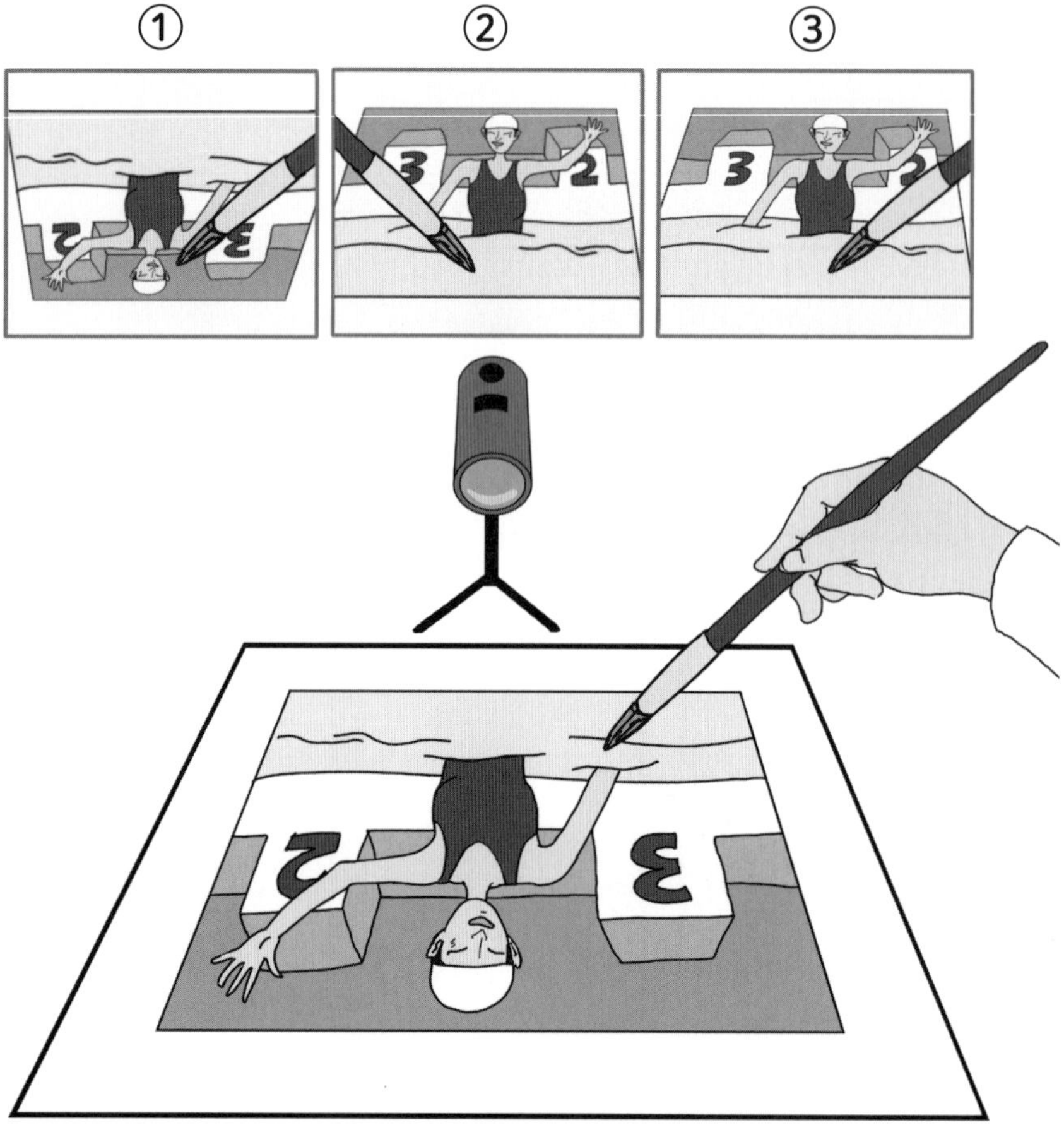

← 答えは110ページ

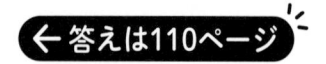

むずかしい

問題

57

次の2枚の写真には、異なる部分が5か所あります。その部分に○をつけてください。

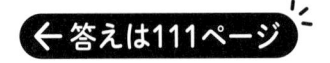

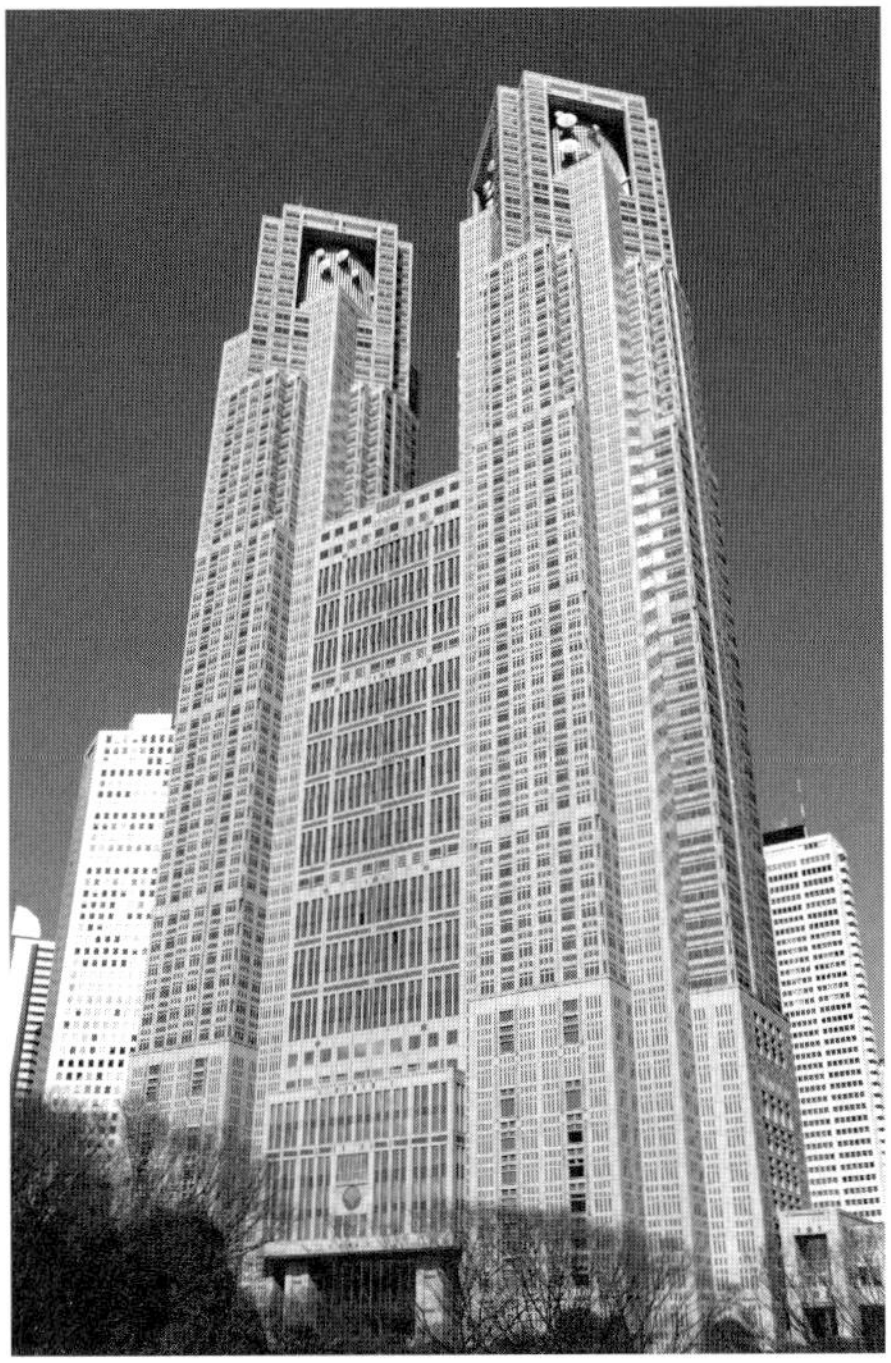

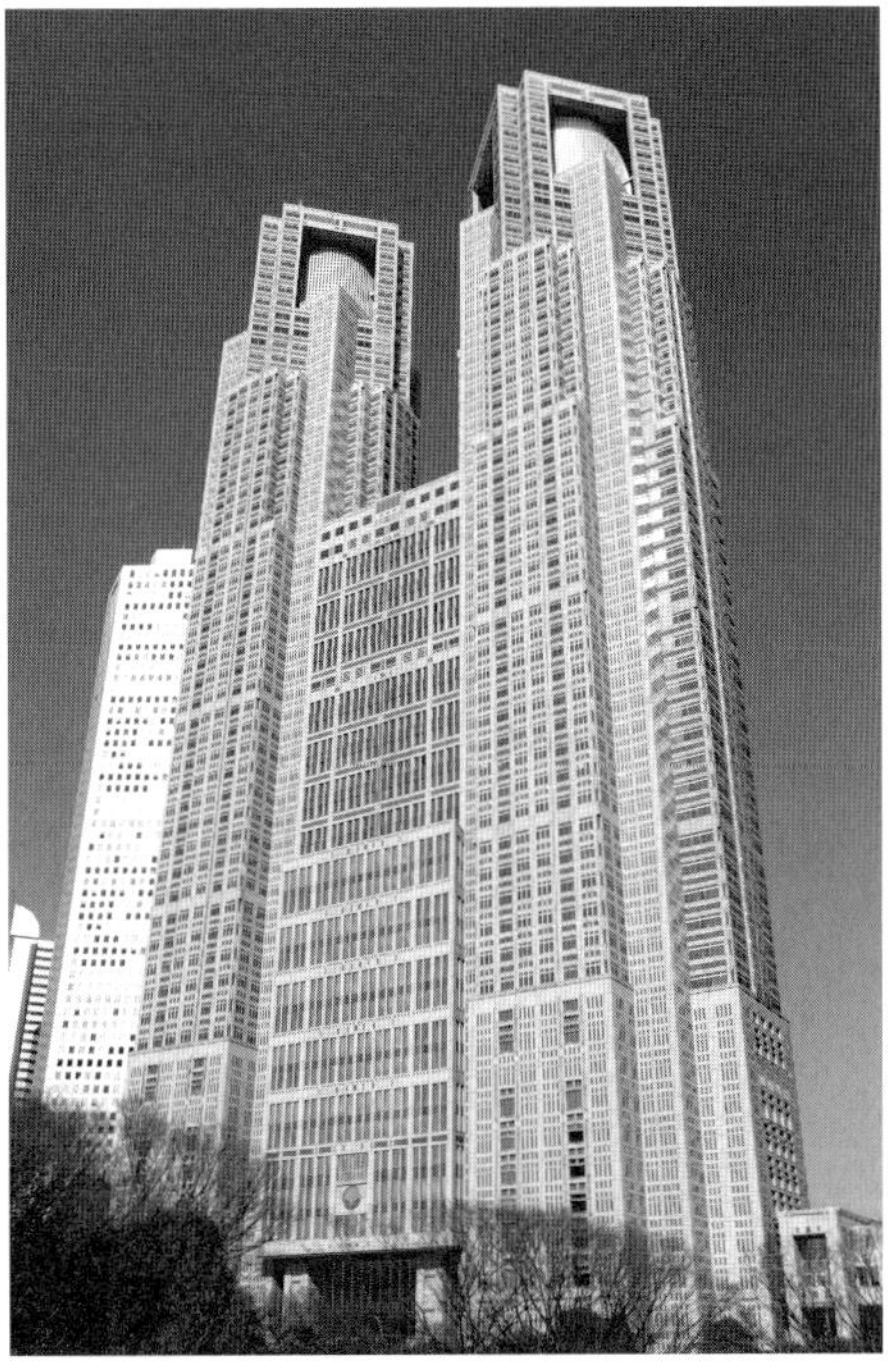

← 答えは111ページ

むずかしい

問題

58

ネズミがショートケーキを狙っています。
ケーキの前にたどり着くには、どのルートを通ればいいでしょうか？

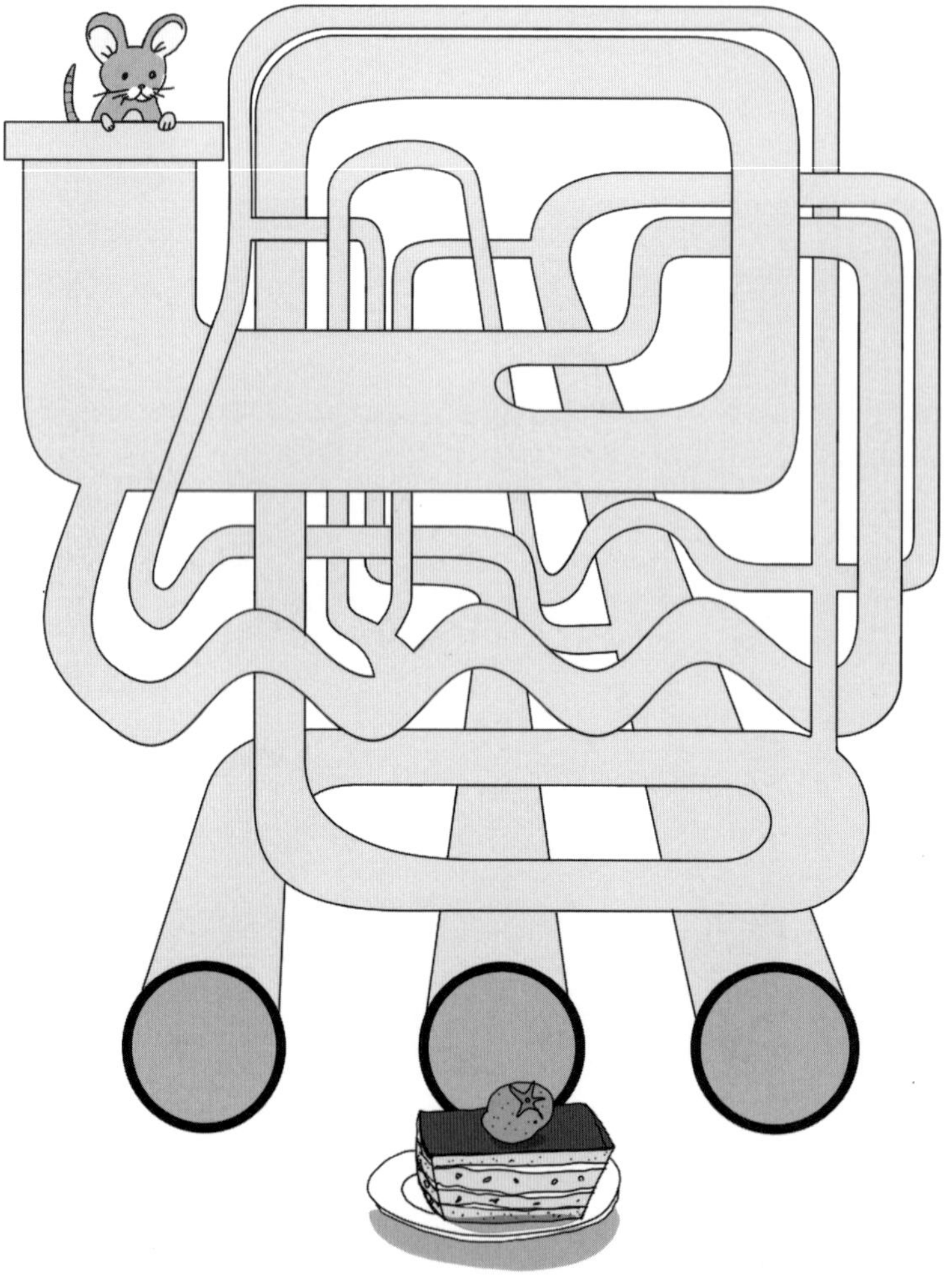

← 答えは111ページ

むずかしい

問題
59

左のマッチ棒を角度を変えないまま移動（スライド）させて
六角形を2つ作ってください。

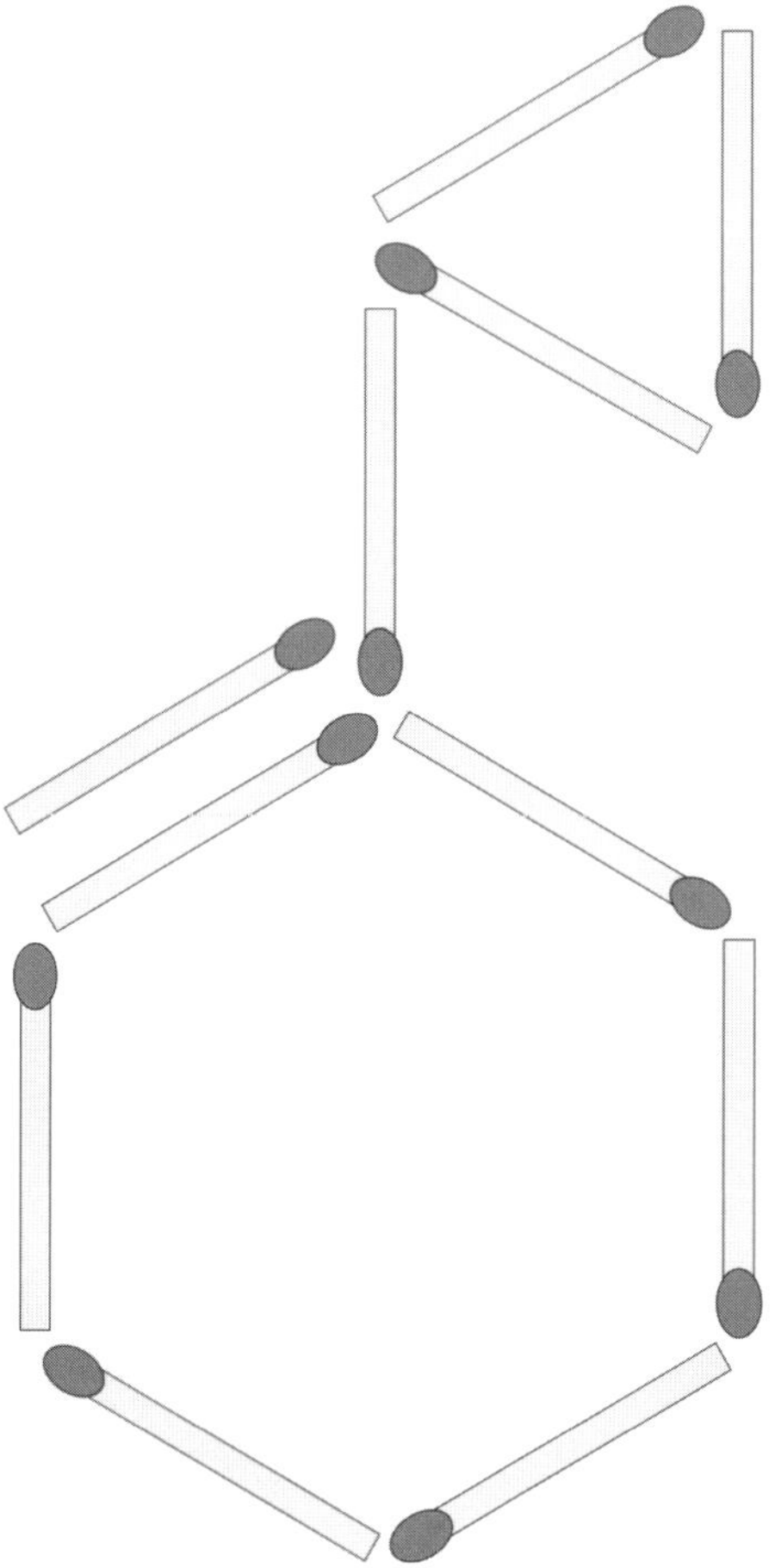

← 答えは111ページ

問題
60

やってみよう！脳活性アート

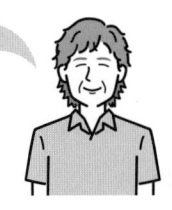

4コママンガのストーリーを考える

脳トレとアートを融合した「脳活性アート」。今回は、4コママンガのストーリーを考えるという、非常にクリエイティブな課題です。どうしたら面白くなるかな？　と考えることで、日常で使わない脳の創造的な能力を刺激しましょう。

レッスン 「4コママンガの次のコマは?」

必要な道具：筆記用具

❶
左の4コママンガを読みます。
　1コマ目：散らかった机を見て女性が怒っています。
　2コマ目：袋の下から手紙が出てきました。
　3コマ目：？
　4コマ目：家族が喜んでいます。

❷
1－2コマ、４コマ目までの内容をもとに、３コマ目でどんな展開になったら面白いか、想像してみましょう。

❸
アイデアが決まったら、実際にかきこんでみましょう。

絵の上手下手は関係ありません。頭で思いえがいたイメージを、手を動かして再現することが、脳によい刺激を生みます。

新聞などでよく目にする4コママンガのストーリーは「起承転結」が基本です。今回の課題は、この「転」の部分を考える問題。それまでの話を引きつぎながら、意外性を感じさせる展開が必要です。一度作ってみると、いつも見ているマンガも意味深いものに見えてきますよ。

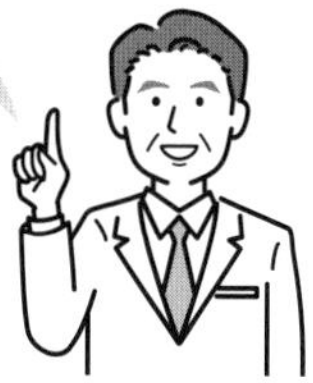

「犯人は誰！」

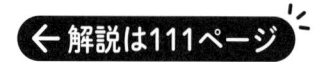

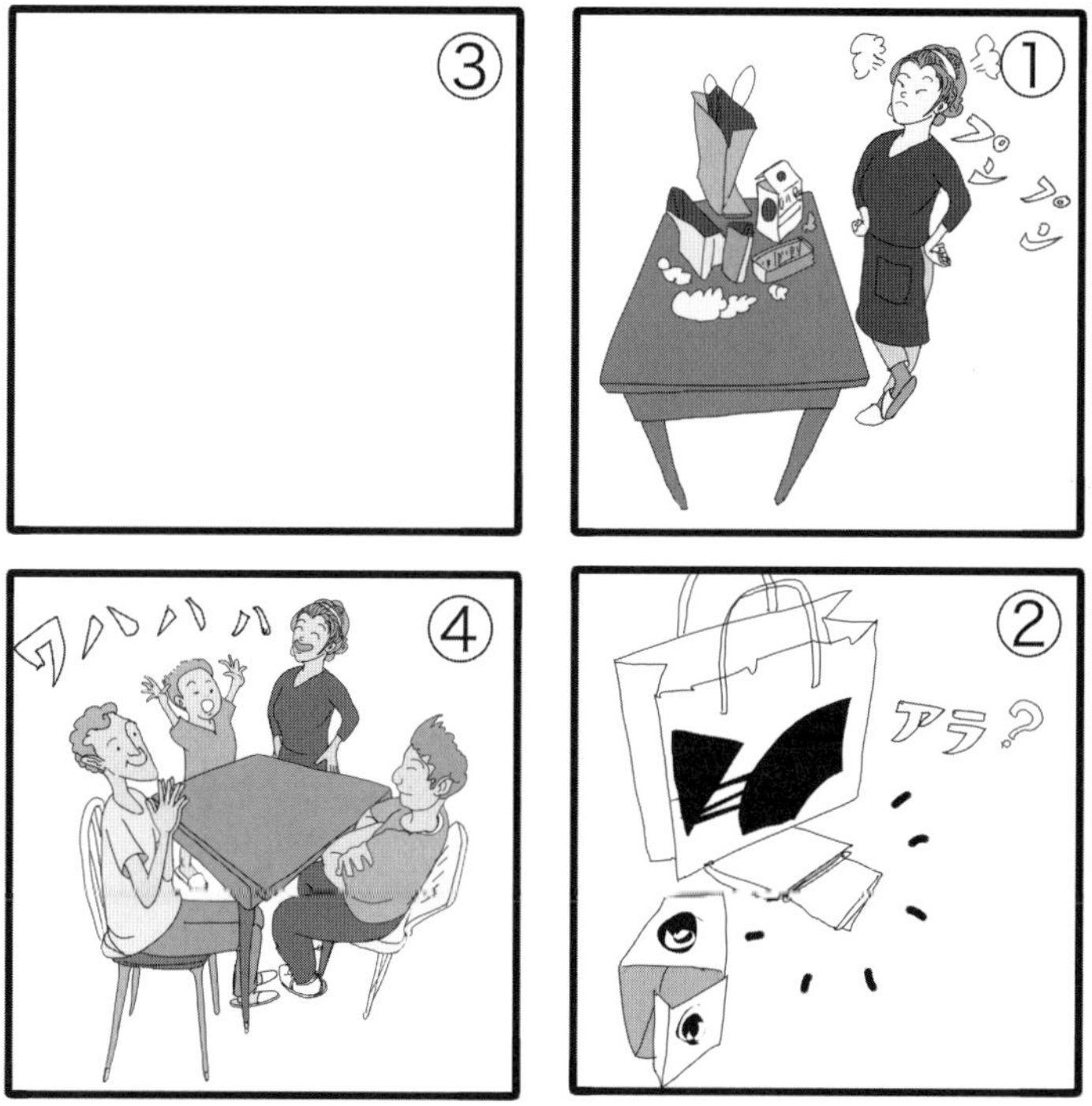

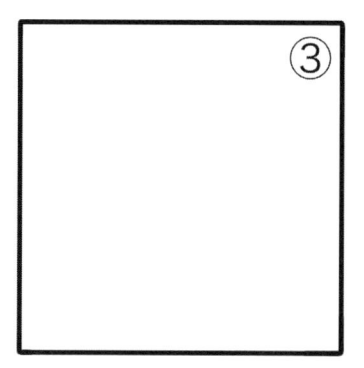

← 解説は111ページ

見るだけで頭が冴えてくる!

脳活クイズ

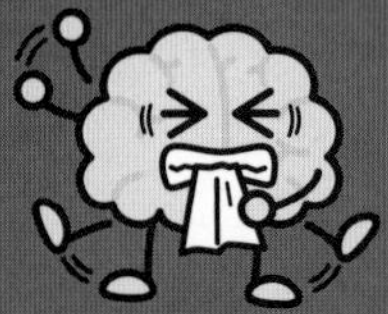

解答解説

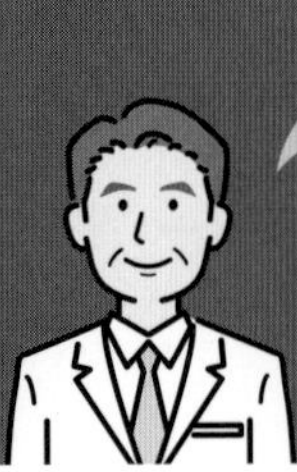

サボった脳が、動き出した実感はありましたか？
脳を刺激するのはここからが本番。
意外な答えに驚いたり、ずるい答えに悔しがったり、問題のひっかけを見破って喜んだり、感情を動かすことが、脳機能にもプラスに働きますよ！

問題1

どのボートもたどり着けない

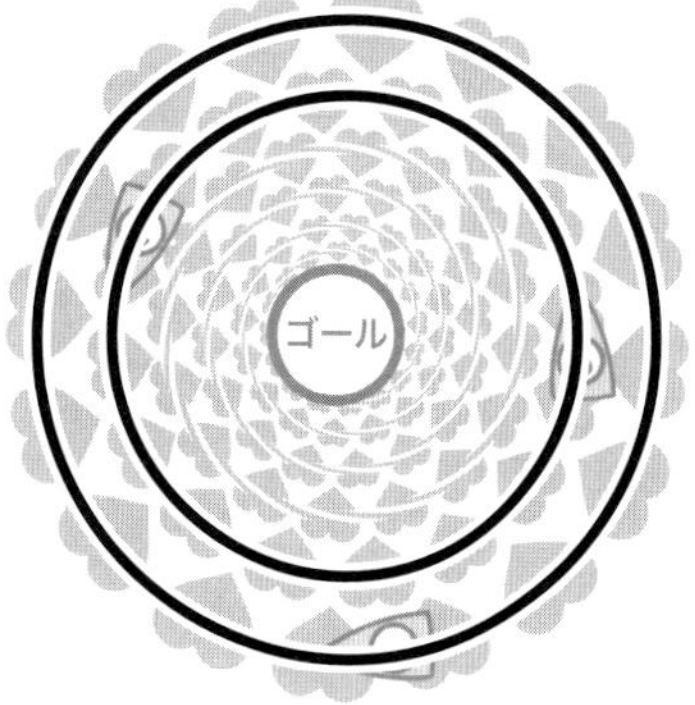

ボートが走るのは、じつは同じ円の上。ゴールにはたどり着けません。この画像はフレイザー錯視といい、脳が渦巻きだと勘違いするのです。

問題2

左下の○の部分

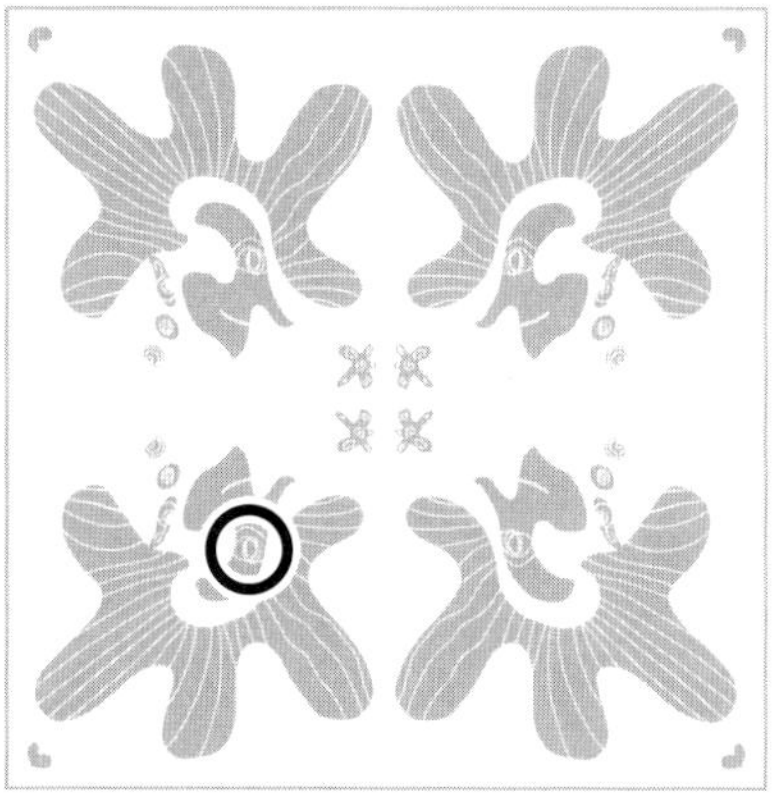

4つの模様は、鏡に映ったような線対称に配置されています。注意力、視空間の比較力がきたえられます。

問題3

3か所

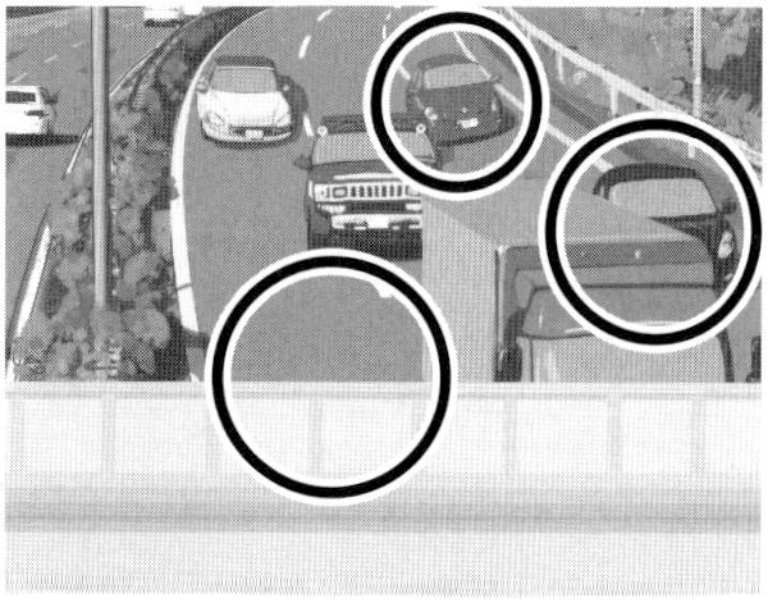

矢印の地点から見た位置関係を想像しましょう。
右手前の車の色／右奥の車の色／左手前の車が消えている点が違います。

問題4

右の3びき

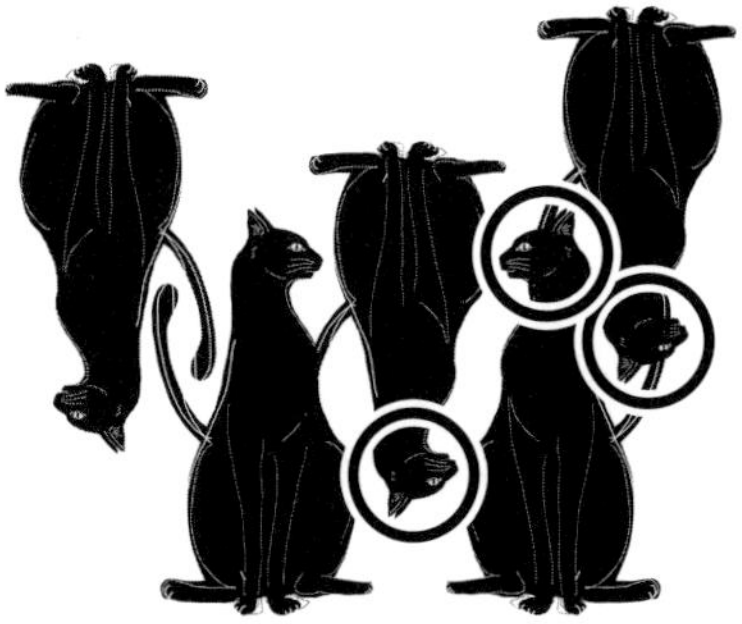

上下回転させると、左右が分かりにくく感じますね。このように図形を脳内で回転させる能力を心的回転（メンタルローテーション）といいます。

問題 5

うさぎ

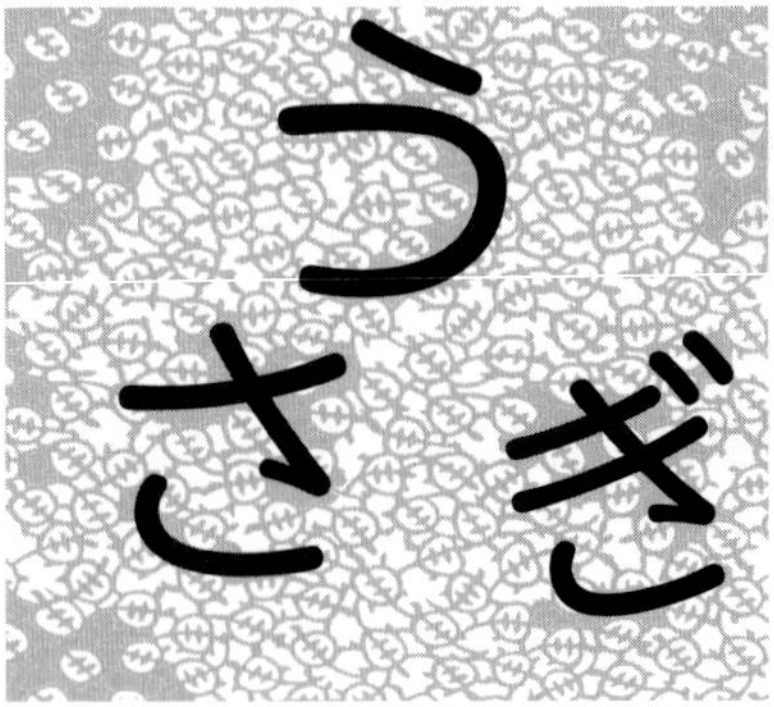

まず、かくれているのが「文字」というひっかけに気づけるかがポイント。さらに絵が180°回転して上下逆になっています。

問題 6

チューリップ回転テスト

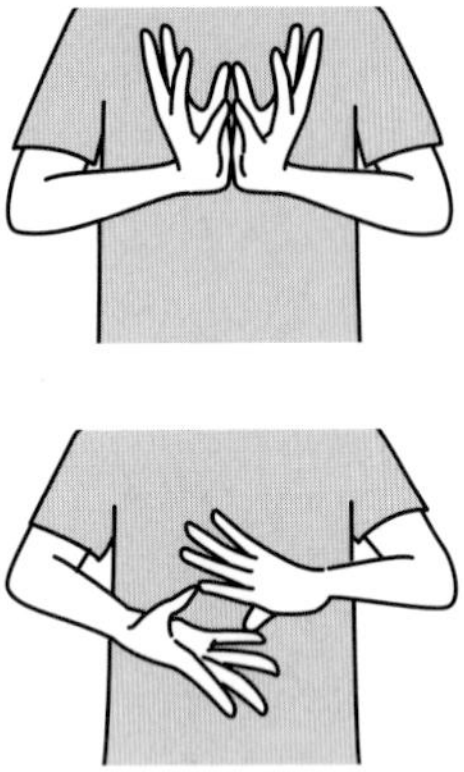

普段はこんな指の運動はしませんから、最初の試みではあれっ！　とまごつかれるでしょう。これが脳の神経細胞を本気にさせて脳の可塑性が高まるのです。

問題 7

○の箇所

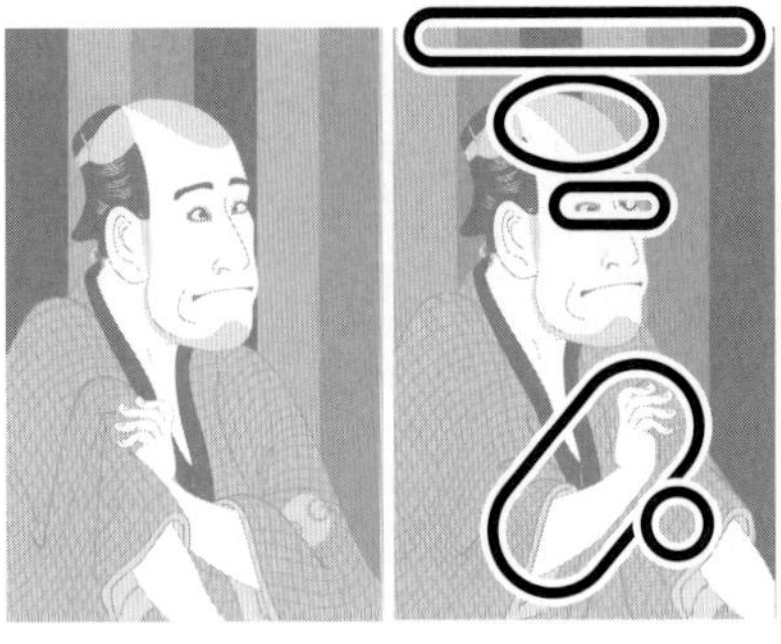

心的回転の問題。背景の模様の色の順序／額のそり上げた部分／目の上下の向き／上げている手の左右／袖の紋の有無が違います。

問題 8

①こうち
②かごしま、さが、しが

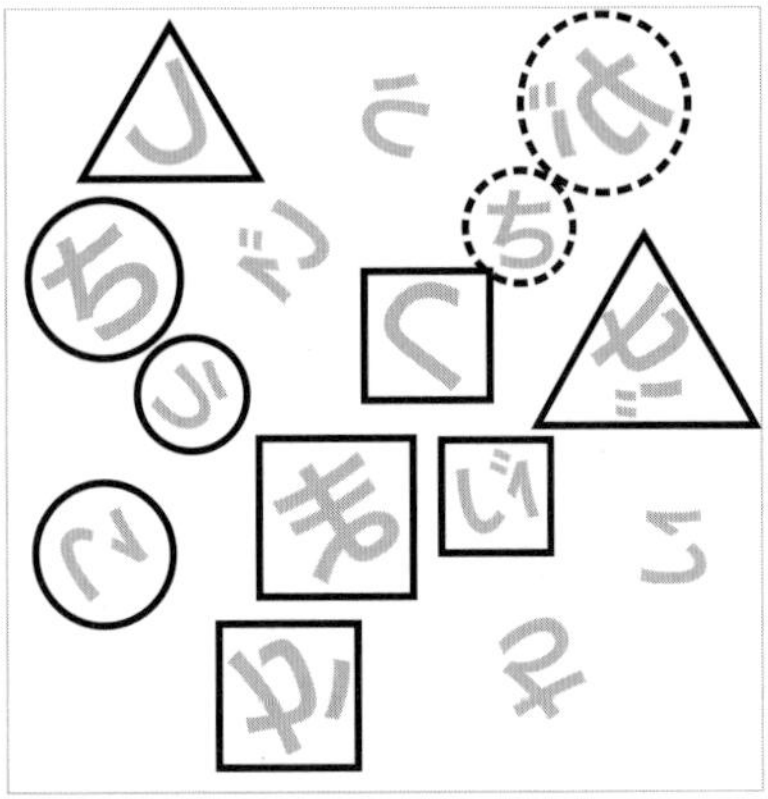

うら返し（鏡像）の文字を見分ける注意力をきたえる問題。「さ」と「ち」、「つ」と「し」など似た文字に苦戦した方もいるのでは？

問題 9

22本

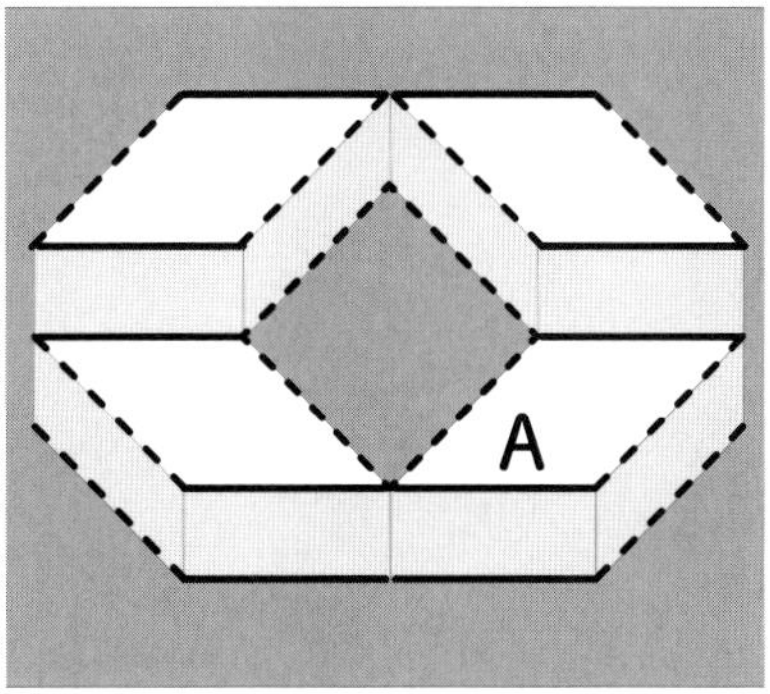

横線の10本だけと思った方も多いのでは。じつは斜めの線（破線）もAと同じ長さです。脳が勝手に奥行きを認識して長く感じてしまうのです。

問題 10

A（電動）ドリル　B ペンチ
C カッター

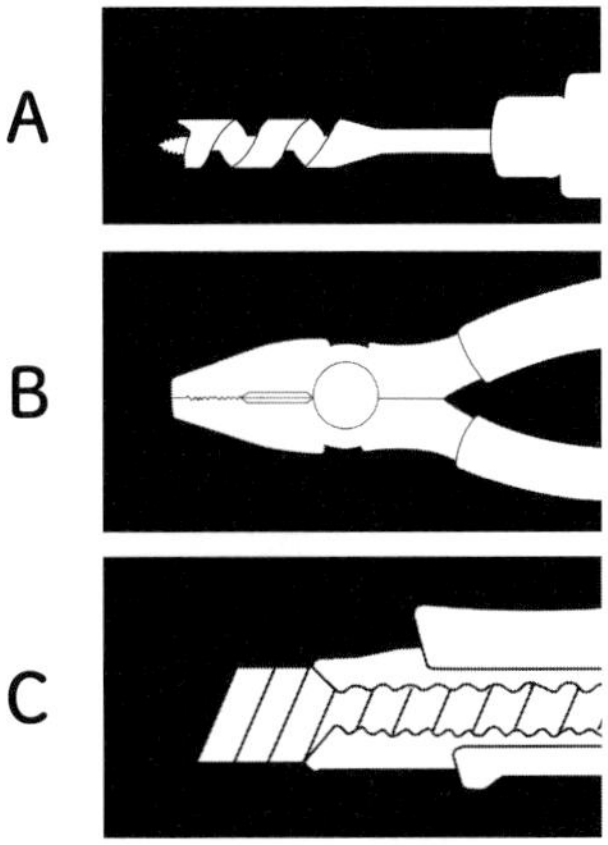

私たちは無意識に背景を消し去って、物を見つけ出します。これを「図と地の分化」といい、頭頂葉の機能を強化する問題です。

問題 11

テープカッター

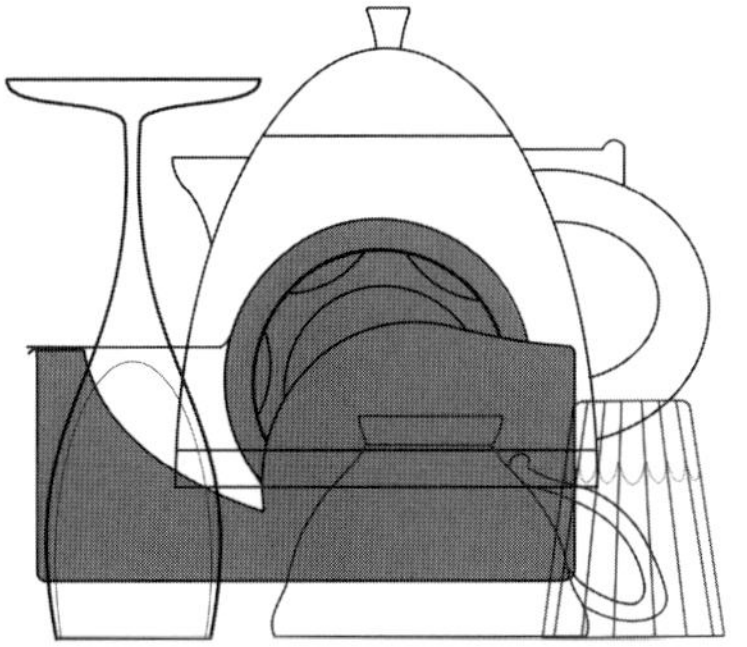

複雑に交差した線から、意味のあるものを見つけ出すクイズです。1つ1つていねいに縁の線を追ってこれが何か確認してみましょう。電気ケトルや食器の中にまぎれたテープカッターに気づきましたか？

問題 12

デュアルタスクトレーニング

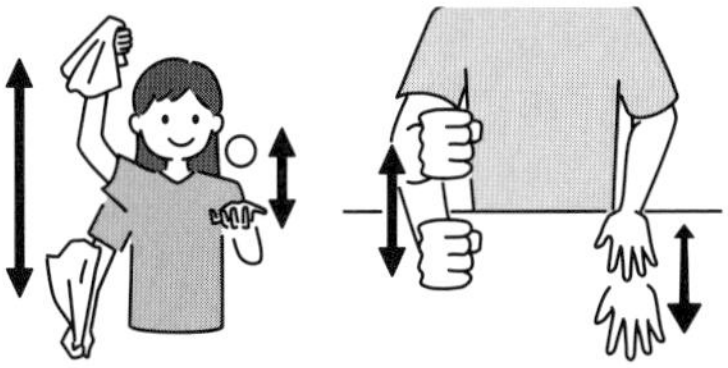

デュアルタスクは、認知機能の低下を防ぐ効果的な行動「知的刺激」の１つ。この他にも歌いながら家事をしたり、その場で足踏みをするなど、同時に複数の動作をこなすことで脳の司令部・前頭葉に新しい刺激が与えられます。

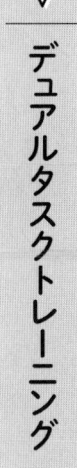

問題
13

A HERO

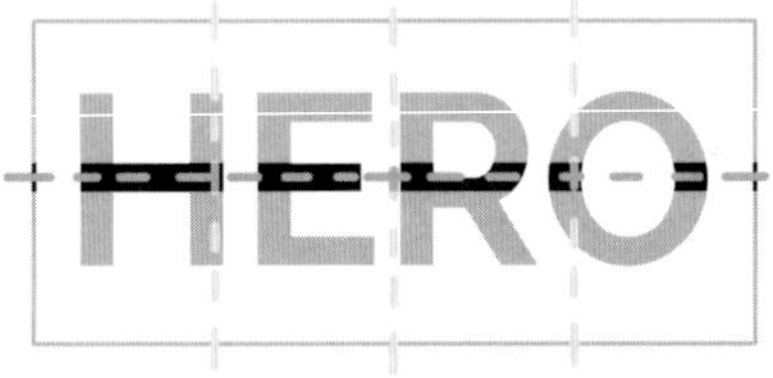

頭の中でタオルを折る推測力がきたえられる問題。まず、上下半分に折っているので、見えているのは文字の中央の部分です。RとOが決め手になります。

問題
14

①256
③635
②923

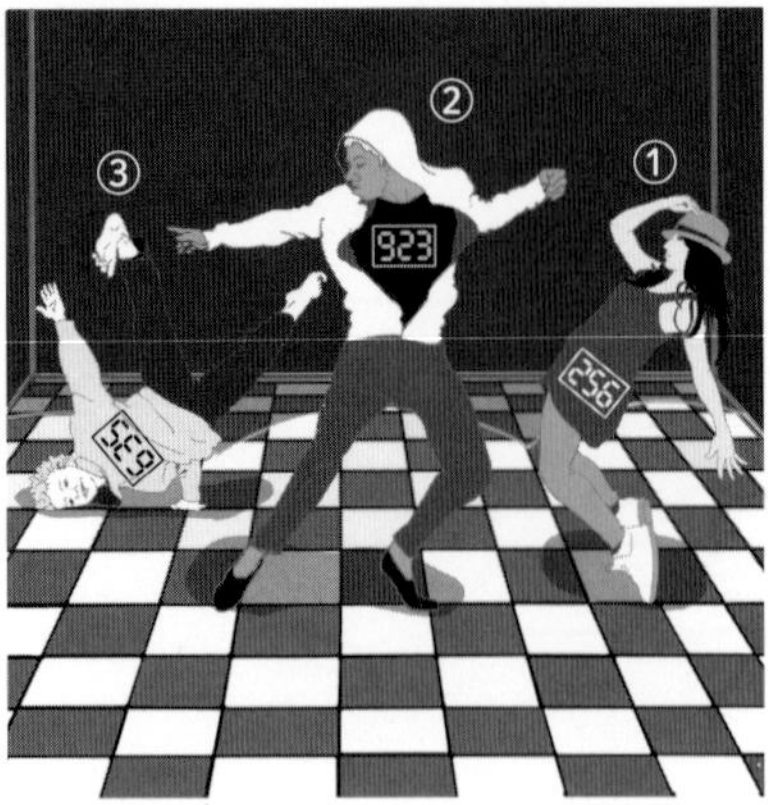

鏡を通さずに見ると、上の絵のようになります。デジタル数字は鏡像や180°回転で違う数字に見えやすいことから、混乱しがちですね。

問題
15

②のボート

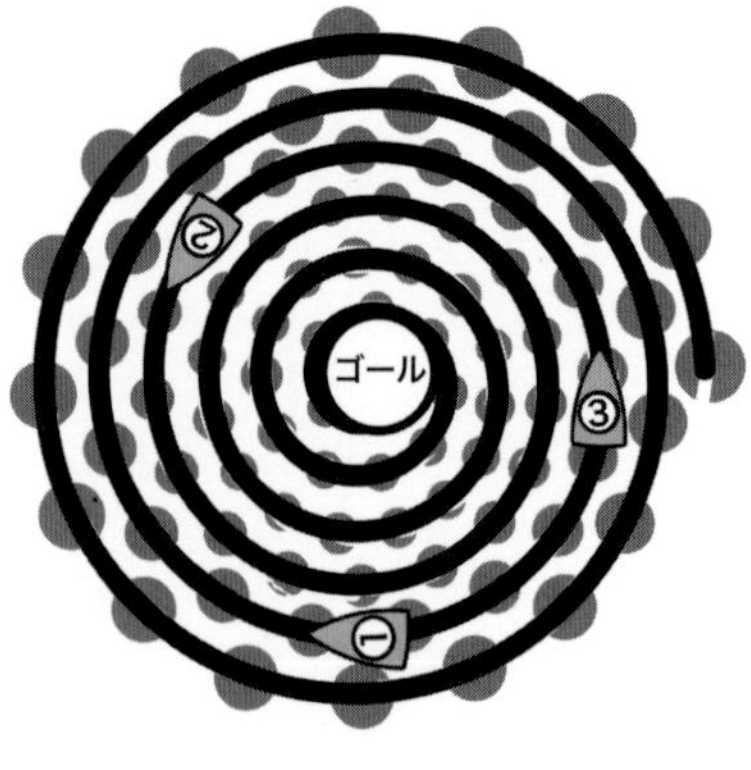

問題1と似ていますが、今度はきちんと渦巻きになっています。「以前はこうだったから」という先入観にとらわれずに解けましたか？

問題
16

3人の女性

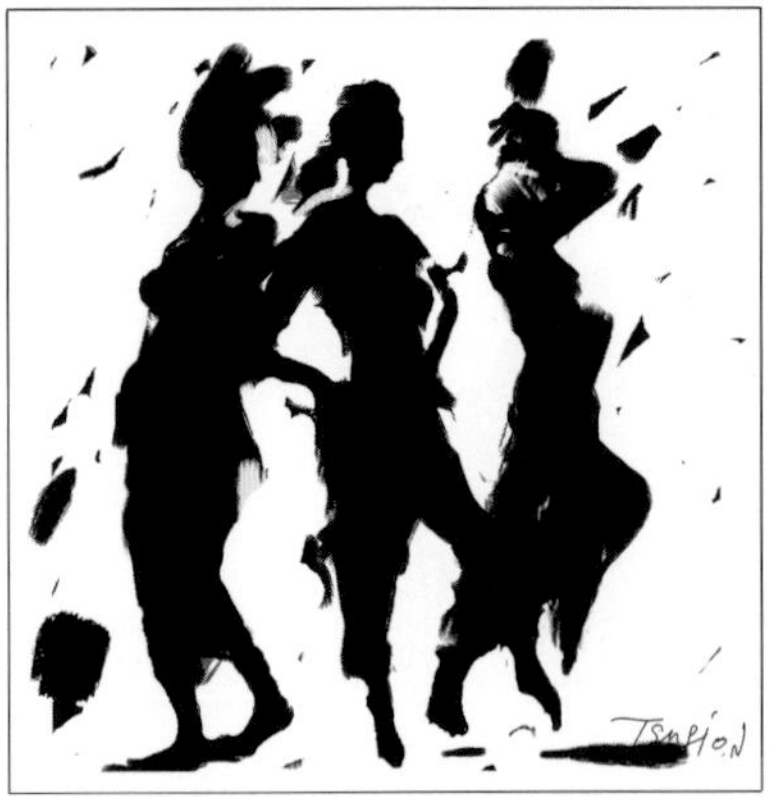

人は無意識に背景と図形を区別しています。この視点の切り替えは難しく、答えを見た皆さんはもう女性にしか見えないでしょう。

問題
17

○のセット

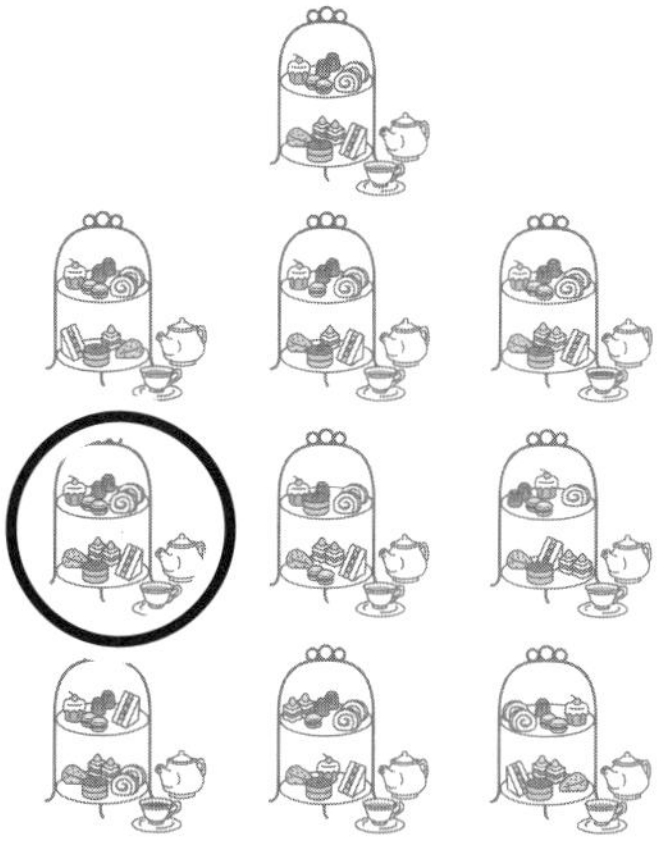

間違い探しでは、図形の認識能力のほかに、記憶力、注意力、そして「これがあやしい」としぼり込む、推測力がきたえられます。

問題
18

B

B

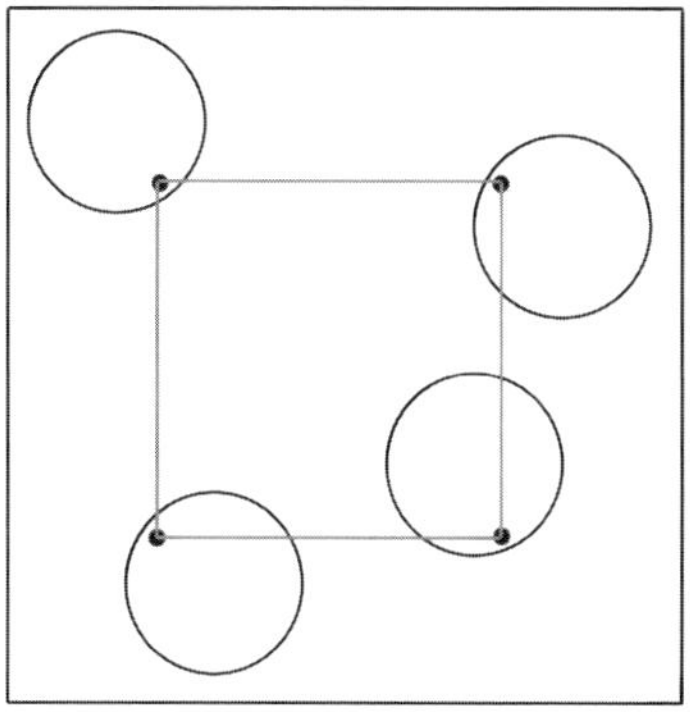

点は近くの大きな○に近寄って見えてしまいます。見た目ではCを選んだ方も、実際に線をかいてみて驚いたのではないでしょうか。

問題
19

A プラグ　B 歯ブラシ
C ダブルクリップ

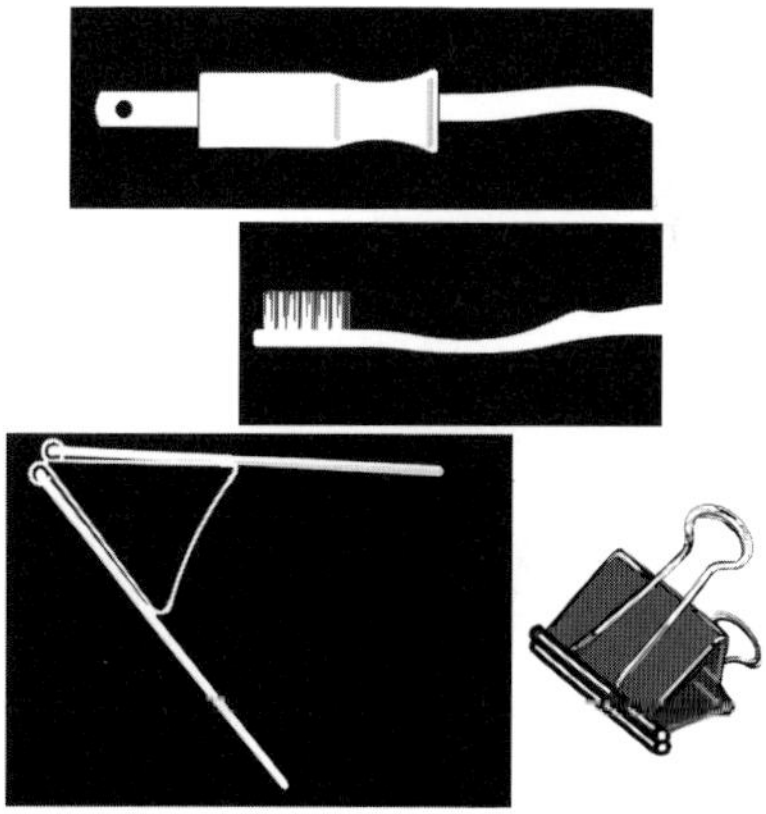

いつも見ない角度だと、案外気づかないものですね。皆さんはわかりましたか？

問題
20

○の箇所

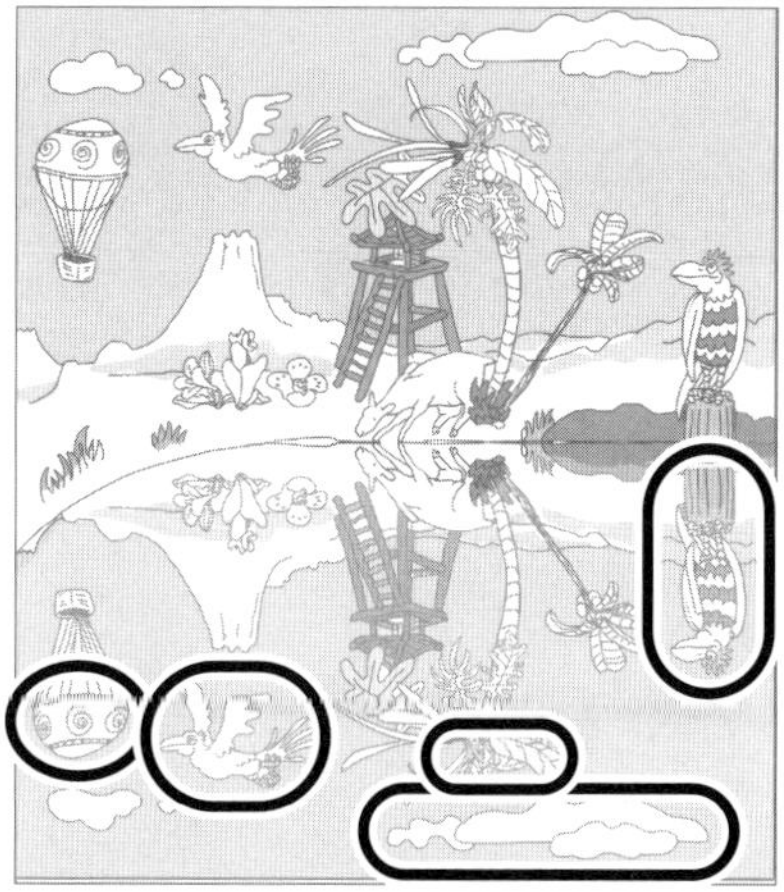

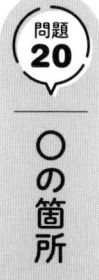

鏡像の間違い探し問題です。心的回転では一番難しい180°の回転と、鏡像が組み合わさった、非常に難しく、脳に効く問題です。

問題
21

J・S・バッハ
ベートーベン

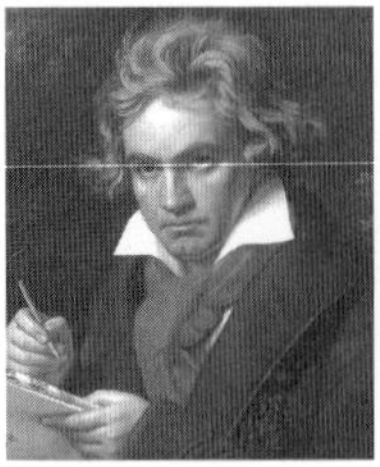

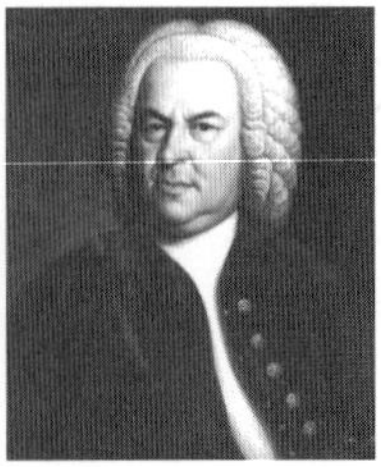

近くで見ると細かな模様の「J.S.バッハ」、遠くからは粗い模様の「ベートーベン」が見えます。

問題
22

○の箇所

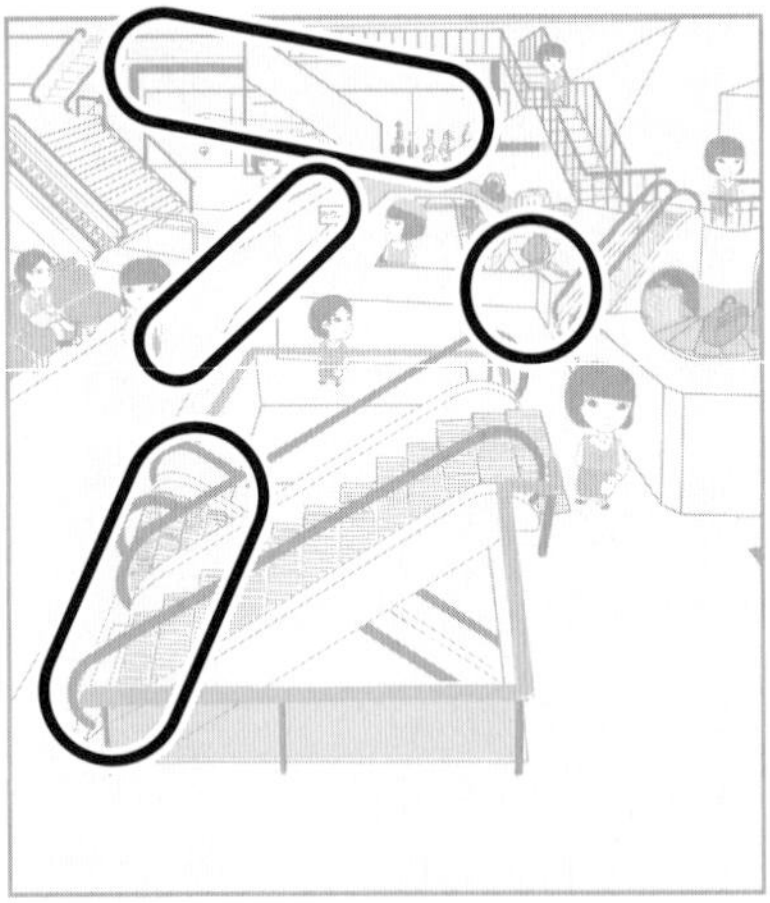

エスカレーターを降りたはずが同じフロアだったり、壁が通路になったり、たくさんのだまし絵が入った問題。いくつ気がつきましたか？

問題
23

ウサギ、カモシカ(カモ、シカ)、ラクダ、ラッコ

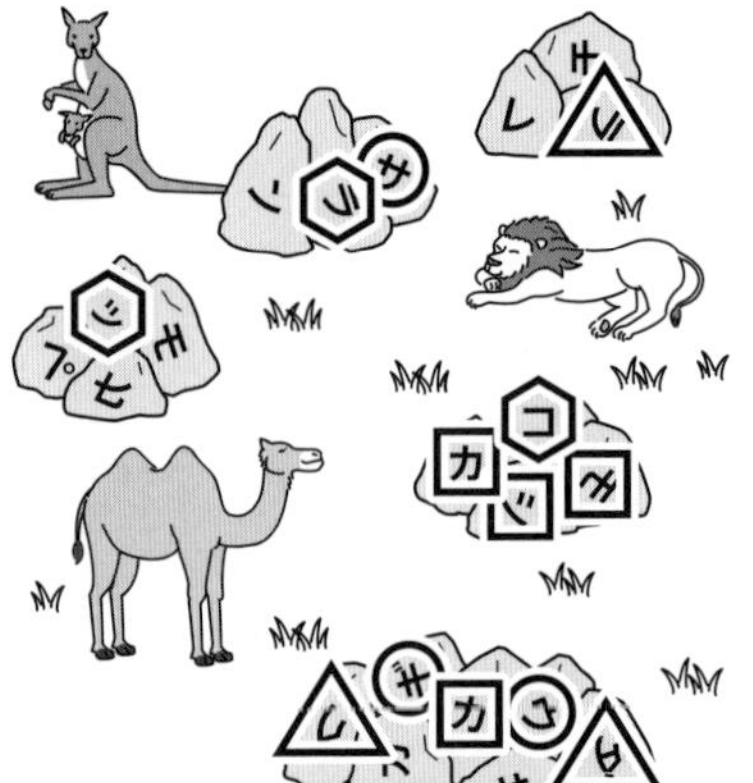

心的回転と、鏡像が組み合わさった問題。似た形の文字に注意することはもちろん、答えを予想する推測力が問われます。

問題
24

ベンハムのコマ

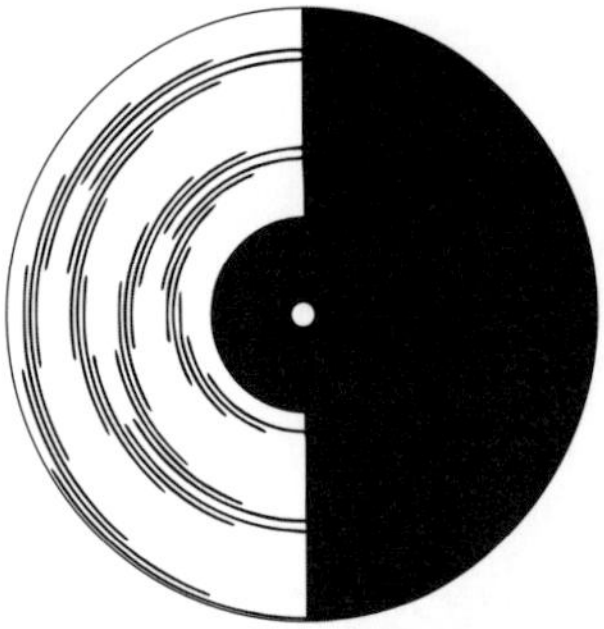

私たちが見ている光も色も、ある波長の波の刺激であり、それを脳が認識していると考えると面白いですね。そもそも、みんなが同じ「赤」とよぶ色であっても、１人ひとり脳の中で感じている色は異なっていることさえ考えられます。

問題 25

○の席

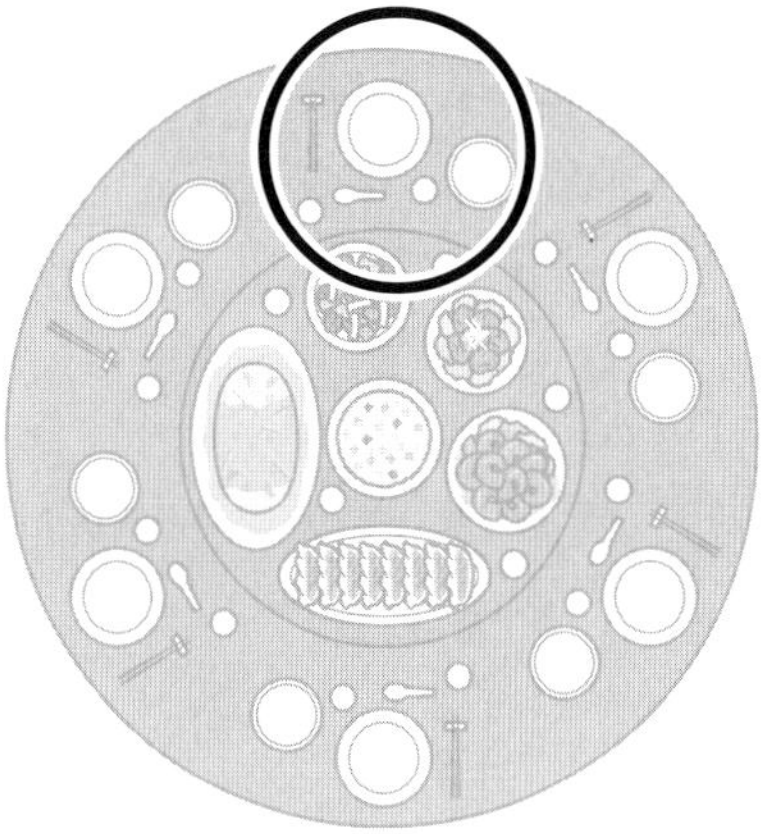

これまでも繰り返し出てきた心的回転の問題。箸の上下、レンゲの左右が入れ替わっています。

問題 26

Bの位置

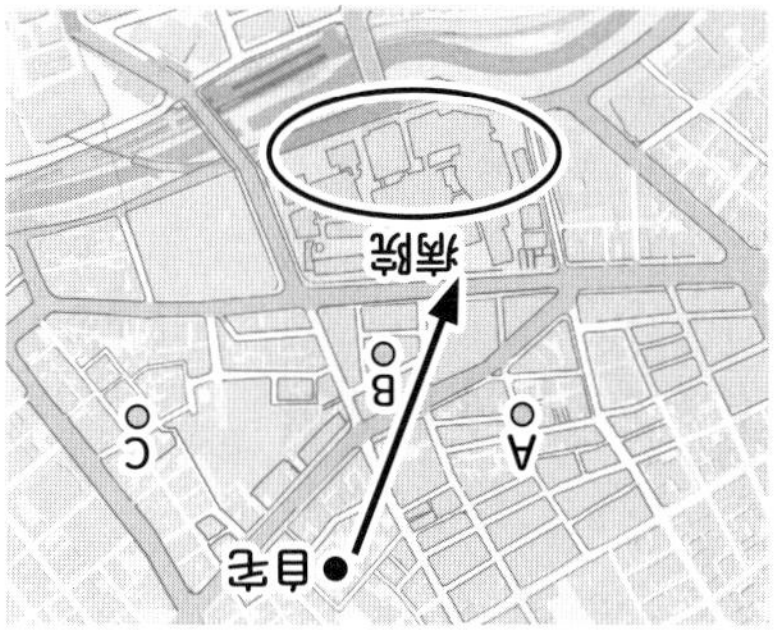

地図の上下をさかさまにすると、自宅からの風景と同じ方角に病院が見えます。お店があるのはBの位置です。

問題 27

送電線、電動のこぎり耕運機

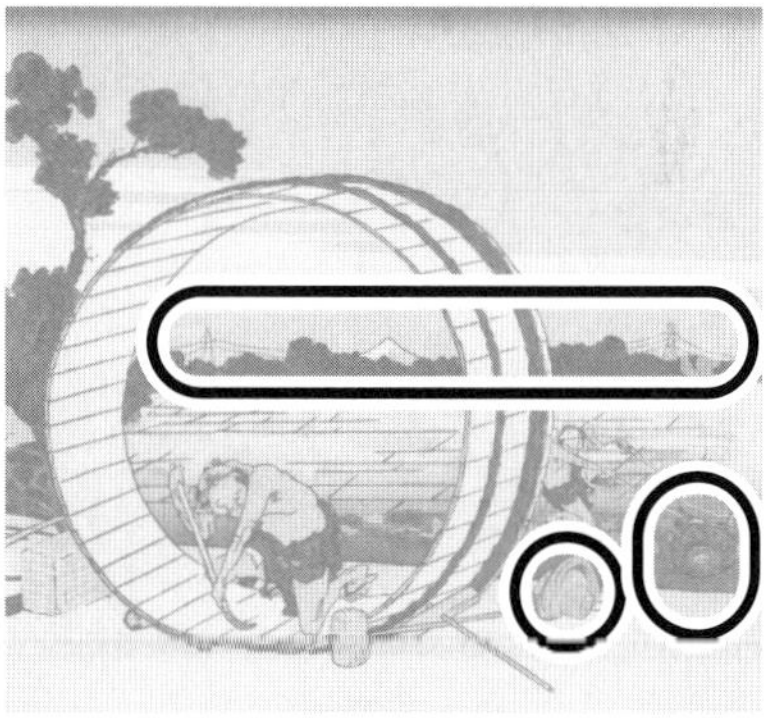

まぎれ込んでいる現代のものは、送電線、電動のこぎり、耕運機。奥の送電線にも気づけたでしょうか？

問題 28

12フロア

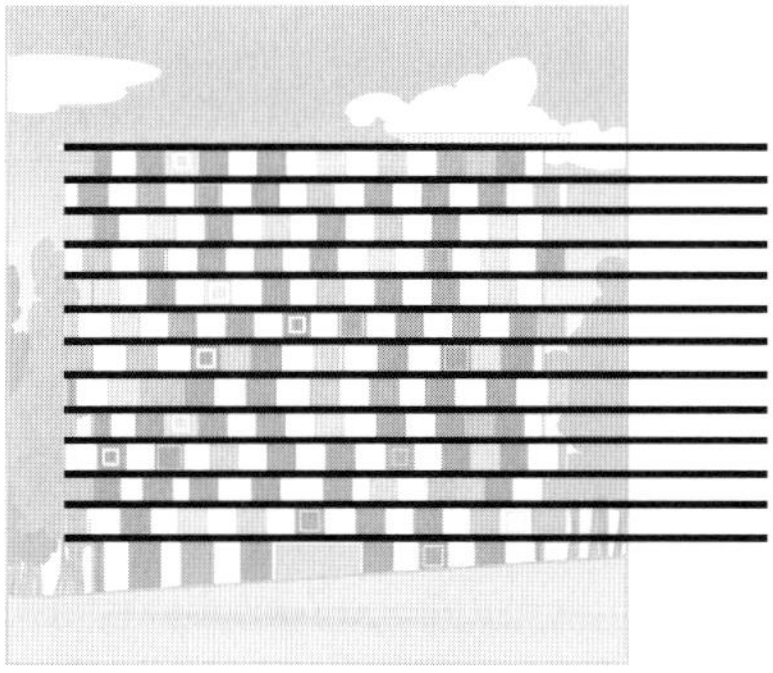

この図形は「カフェウォール錯視」とよばれ、ゆがんで見えますが、2階以上は、じつはすべて水平です。

問題29　②の穴

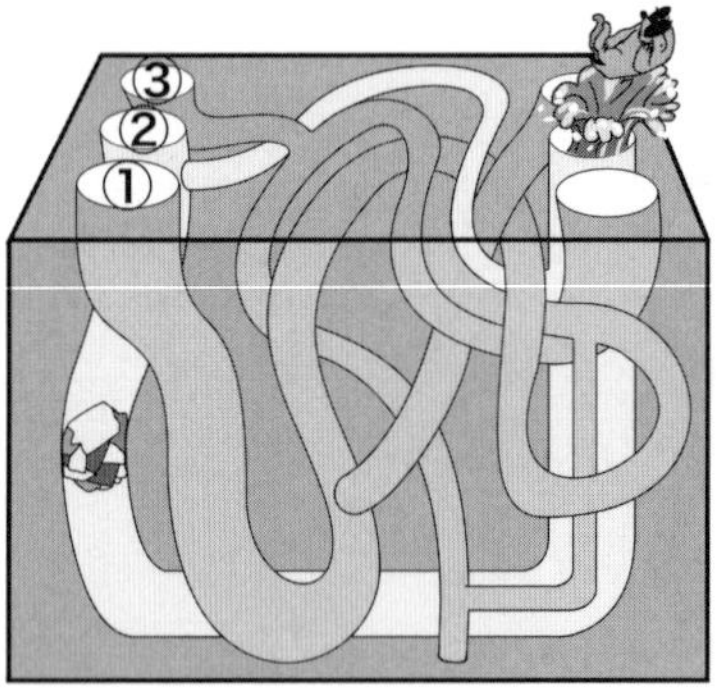

迷路を解くうえで重要なのは、脳の海馬を中心とした側頭葉の内側です。この問題は不可能図形の要素を取り入れ、さらに複雑にしています。

問題30　脳をだますぬり絵

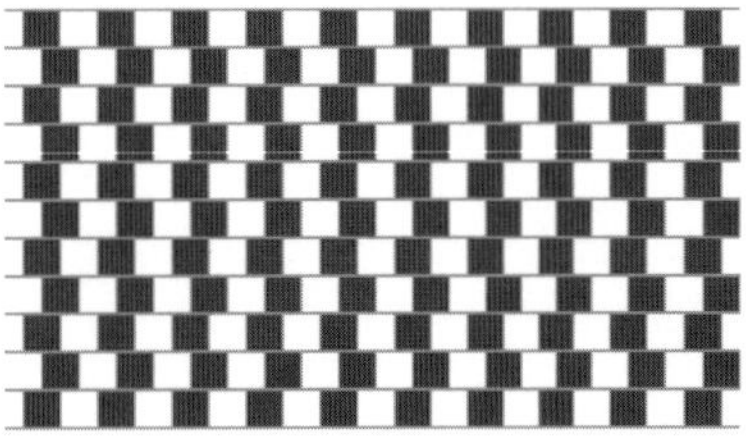

トレーニング①を交互にぬると、このように、水平なはずの横線がゆがんで見えるようになります。ふしぎな体験ができましたか？

問題31　2脚

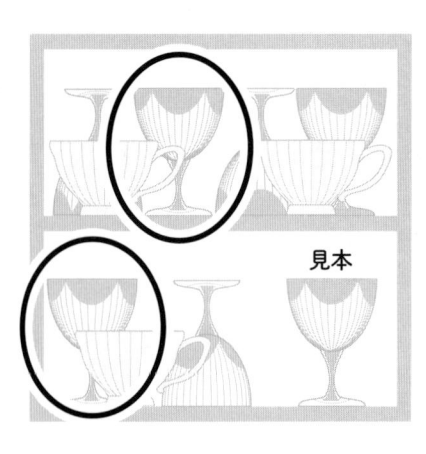

見本と同じグラスは○で囲んだ２脚です。底（プレート）の部分が見分けるポイント。さかさまに置かれていると、少し難しいですね。

問題32　○で囲んだ箇所

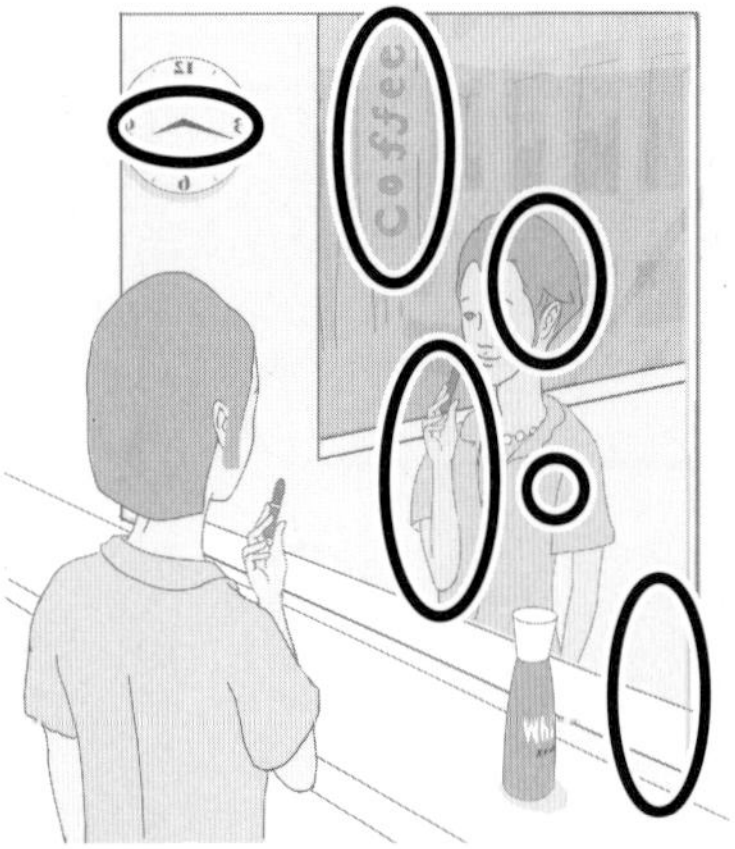

時計の3と9が逆／口紅を持つ手が逆／服の色／髪の長さ／看板の文字が反転していない／鏡にボトルが映っていない。

問題
33

芯の太さは同じ

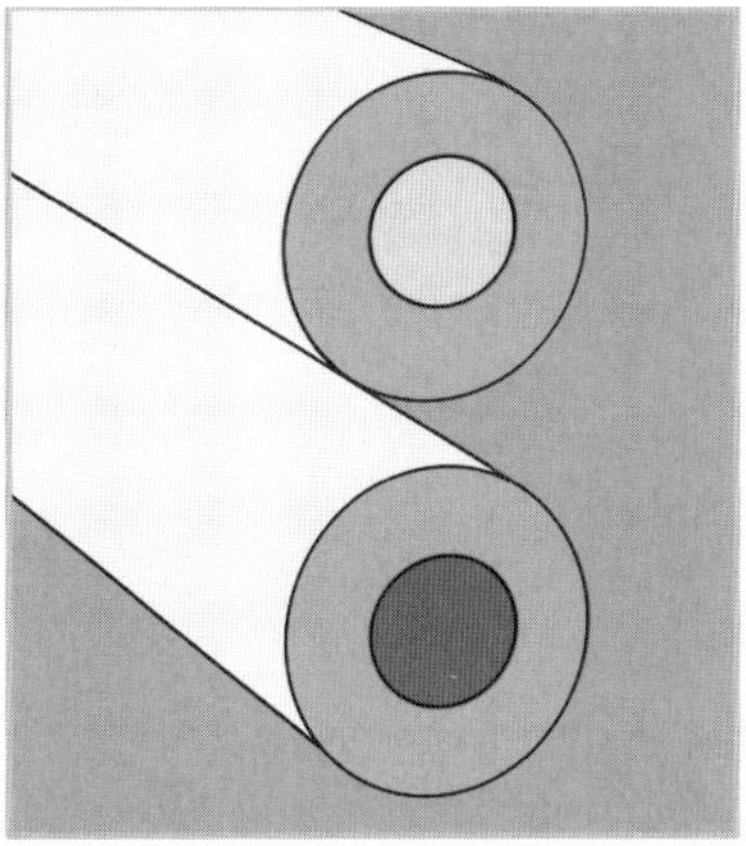

上のモノクロのイラストでわかる通り、芯の太さは同じ。色の効果で、膨張色の黄色の芯が太く、収縮色の青の芯は細く見えやすいのです。

問題
34

雨が降っている

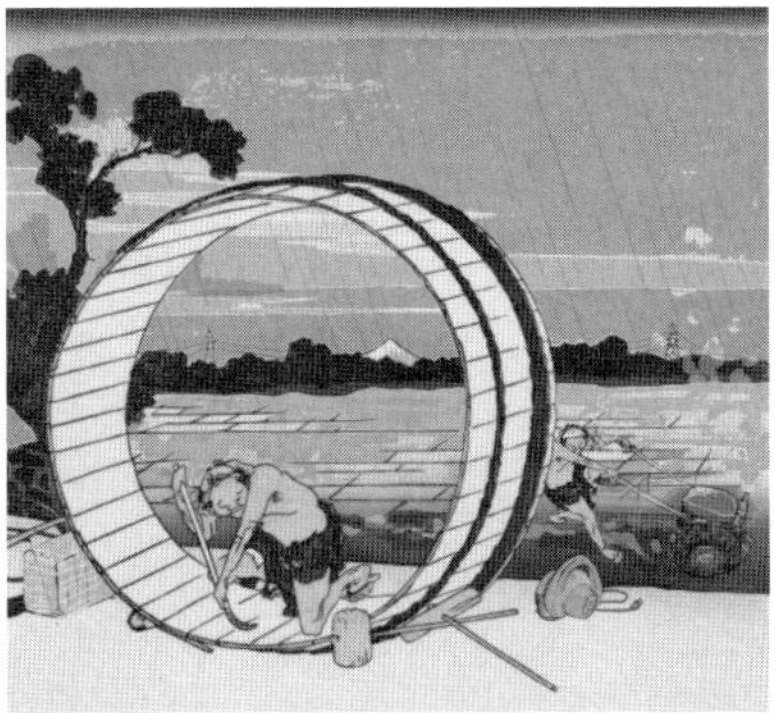

記憶力と注意力が問われる問題です。耕運機や送電線など細かなものばかりに注目していると、天候という大きな違いを見失いやすくなります。

問題
35

列に沿って ネコが動いて見える

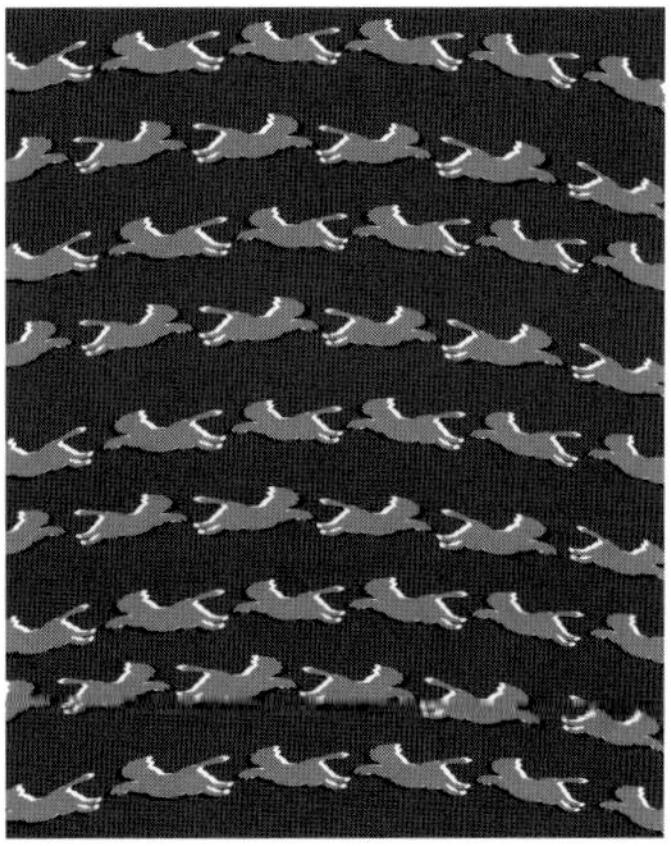

人間の目は細かく動きながら物を見ています。通常は脳が補正して静止していると認識しますが、補正が利きにくい図柄では動きを感じるのです。

問題
36

日常のふしぎな風景

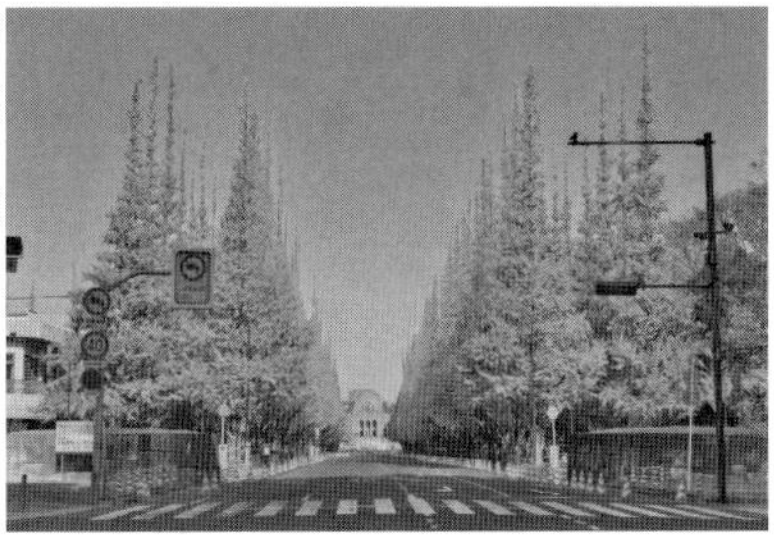

この他にも、奥に行くほど樹高を低くして遠近感を強調した並木道（神宮外苑イチョウ並木）などは、脳をだます風景といえますね。
また、やせて見えるように縦じまの服を着たり、顔の彫が深く見えるように、化粧で影を作ったりすることも、日常の中の脳をだます行為です。

問題37

マメシバ、プードル、ビーグル

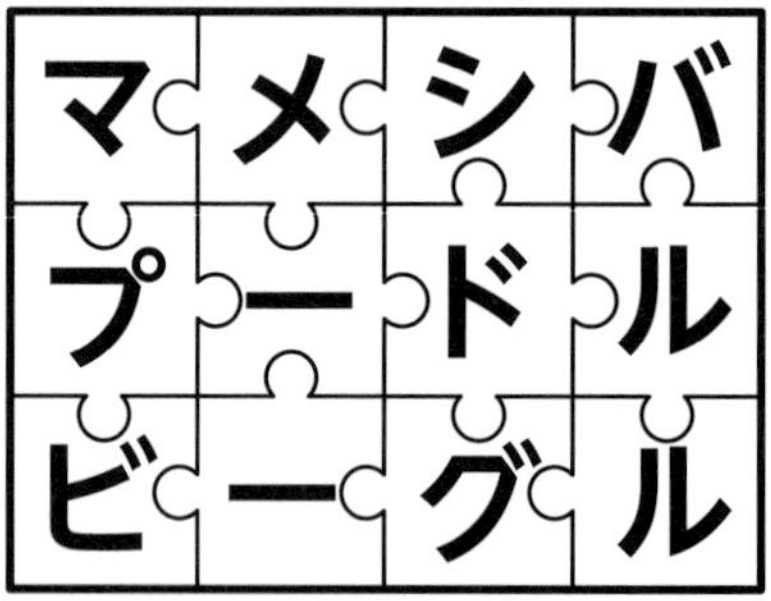

この問題を解くには、語《ご》彙《い》力と、ジグソーパズルをうまくはめ込む視空間能力、答えを予想する推測力が必要です。

問題38

左の通り

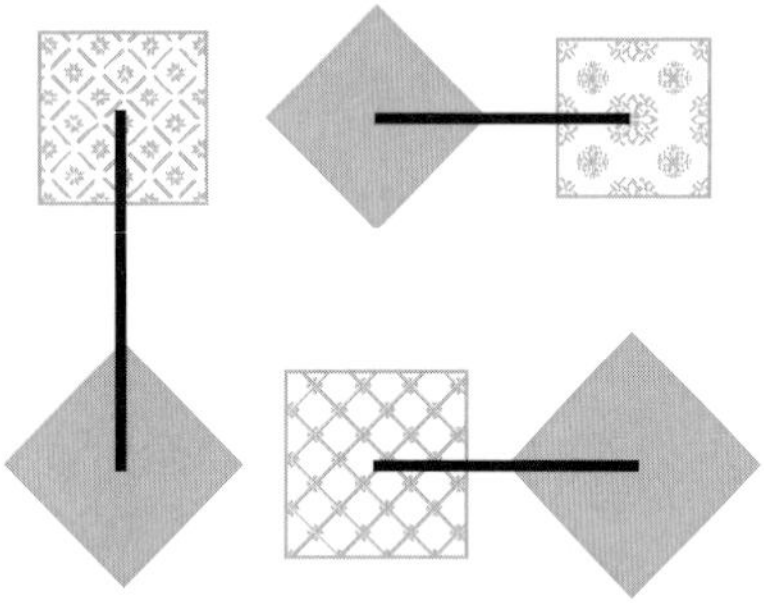

正方形と、これを45°回転させたものでは、同じ大きさにもかかわらず、後者の方が大きく見えることがわかります。

問題39

3人

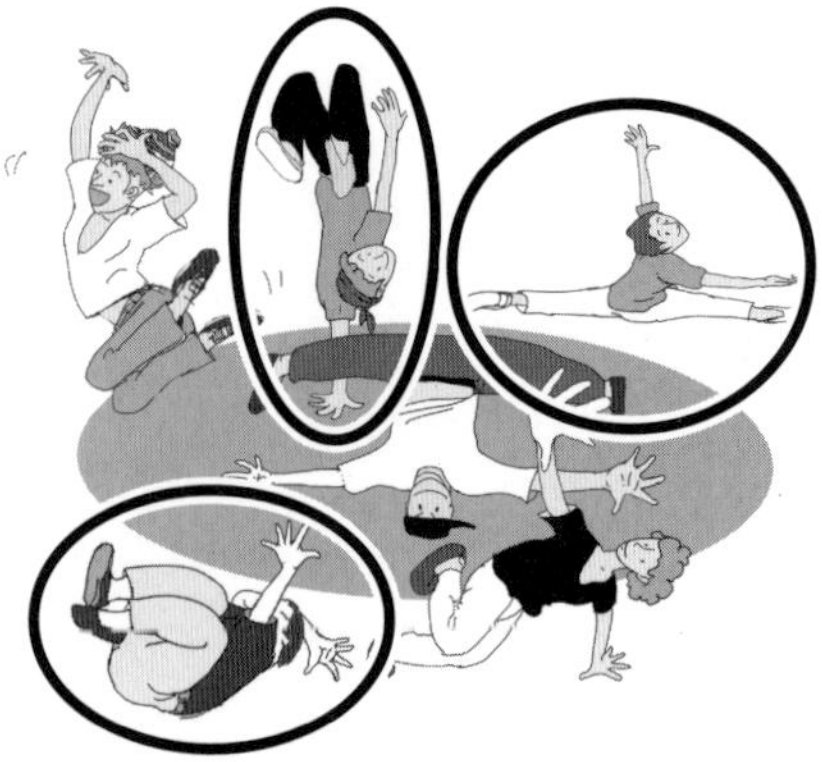

踊る人が、さまざまな体勢をとっていることで、心的回転が必要な問題です。また、左右の識別能力も問われます。

問題40

○のついた子

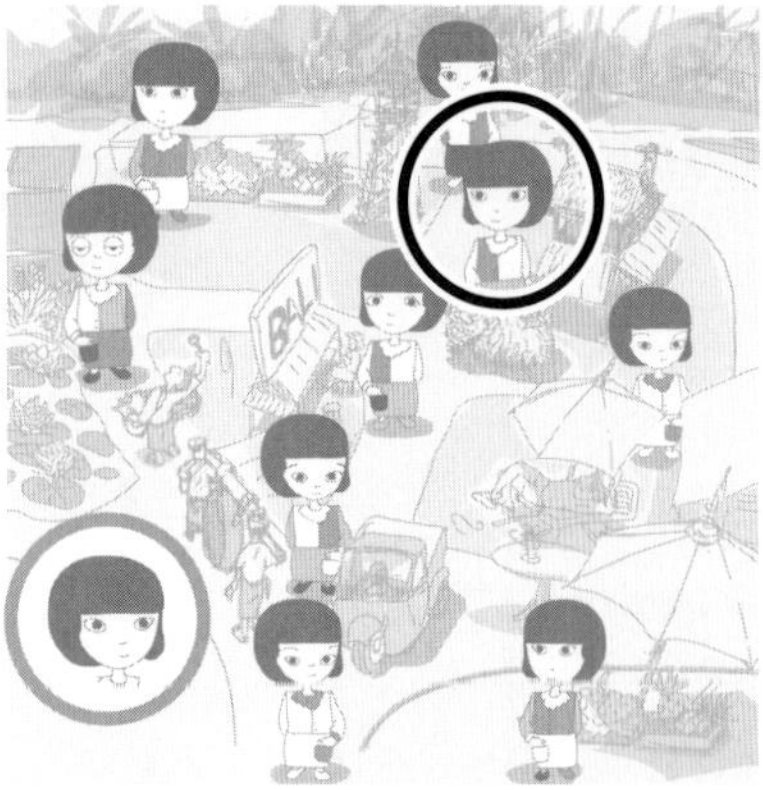

脳には「人間の顔」に反応する「顔細胞」があり、目、鼻、口のバランスで人を識別しています。この問題は目の離れ方と形がポイントです。

問題41 Bのネコ

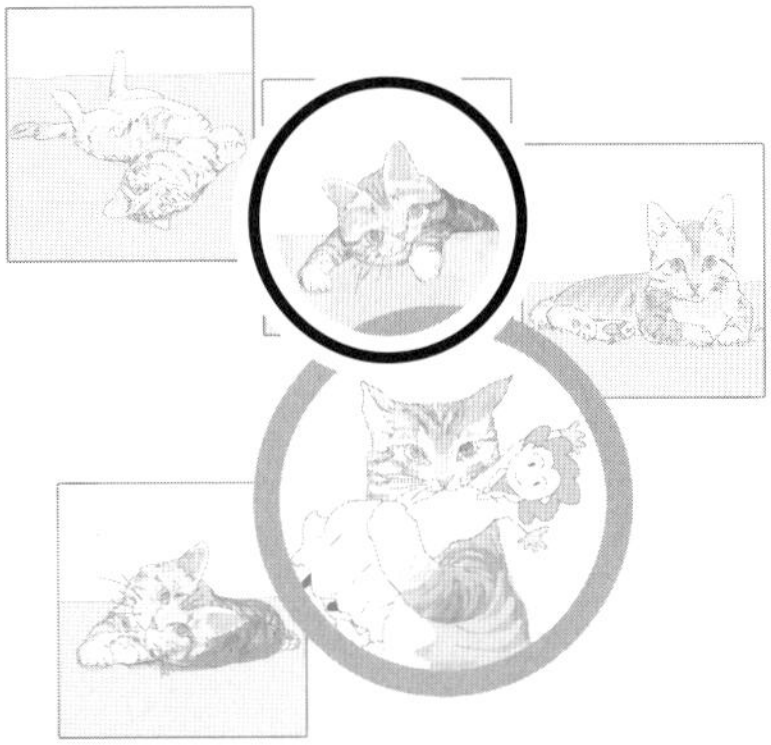

「顔細胞」問題の応用です。人間の顔と同様に、ネコの顔も目と鼻と口の位置関係で区別できます。目と鼻の位置が近いBは別のネコです。

問題42 ながら動作

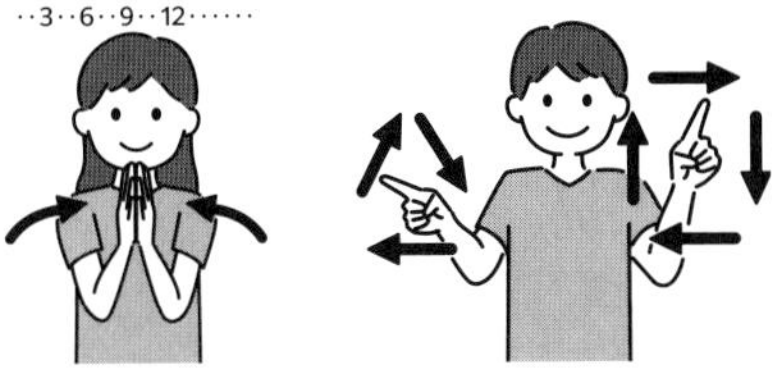

身体の刺激と、脳への刺激を同時に与え、脳に「とまどい」を感じさせることが重要です。慣れてきた方は、足踏みを追加したり、歌を歌ったりして「ながら動作」をレベルアップさせてみましょう。

問題43 Aの写真

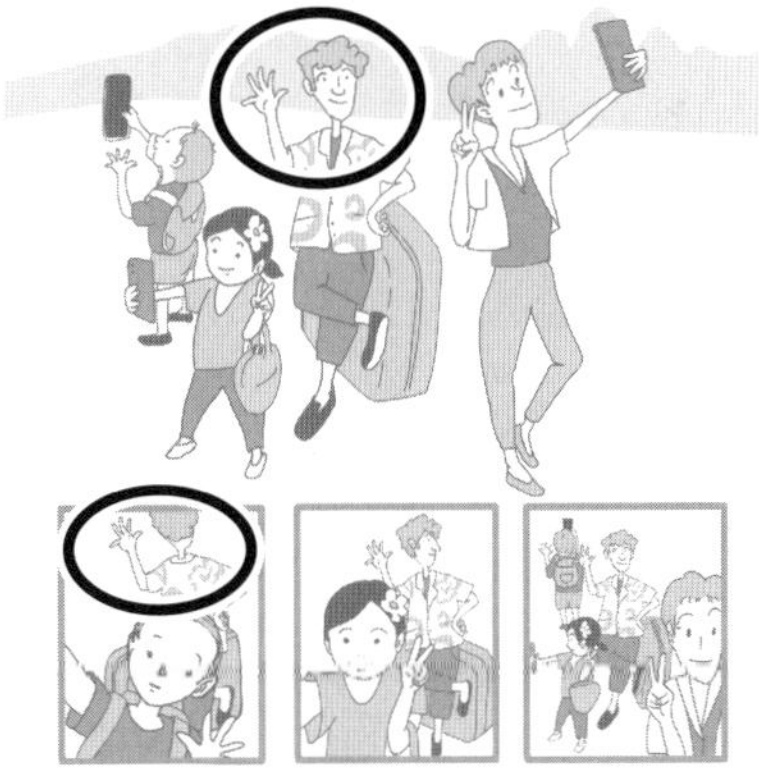

自撮りは左右がわかりにくくなります。中央の男性は実際には右手を上げていますが、Aの写真では左手を上げています。組んだ足も逆です。

問題44 サル

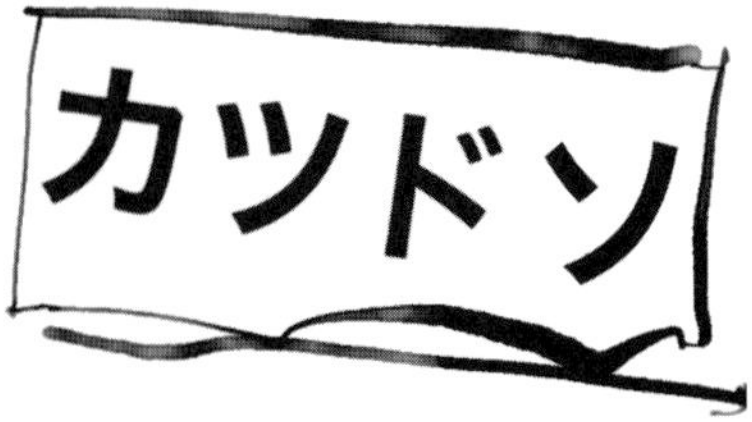

サルが持っているのぼり旗をうら返すと、上のようになります。「ソ」と「ン」は非常に似ているのでわかりにくいですね。

問題 45

②L25の席

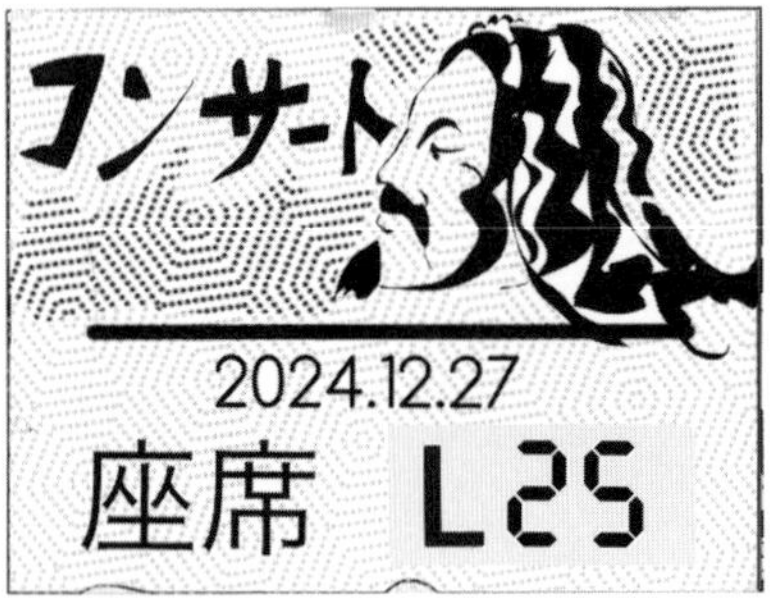

佐藤さんのチケットを正しい向きに直すと、上の通り。心的回転と鏡像の文字の複合問題です。

問題 46

①競馬場
②綱引き

①
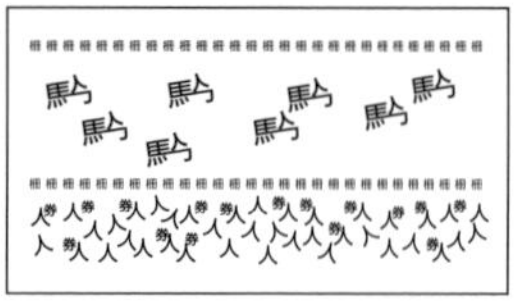
②
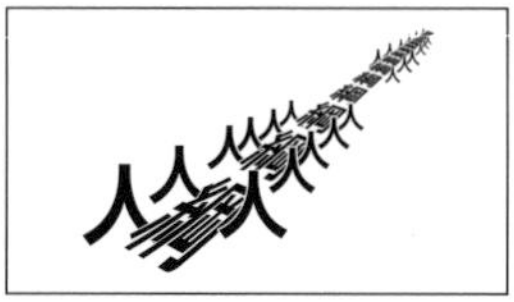

漢字が示す断片的な情報をもとに、全体の意味を推測する力をきたえる問題。
①は、馬に乗る人が競い合っていることから競馬場を示します。
②は、綱の周りに人が立っていますね。答えは綱引きです。

問題 47

聞かざるの左手が2本かかれている

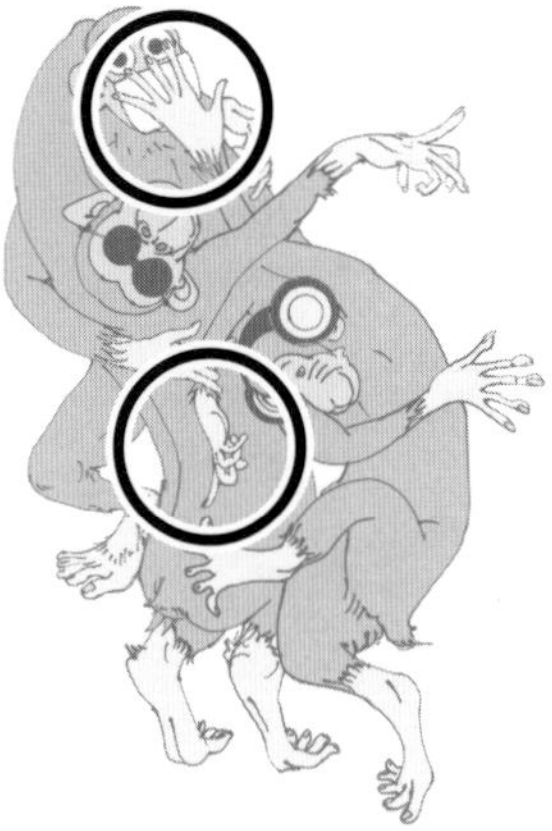

「聞かざる」の左手が2つかかれています。複雑な図形を見たとき、脳は情報を簡略化してつかもうとしてかん違いをすることがあります。

問題 48

「へのへのもへじ」で似顔絵

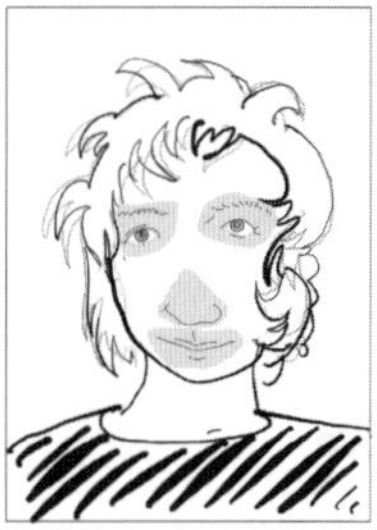
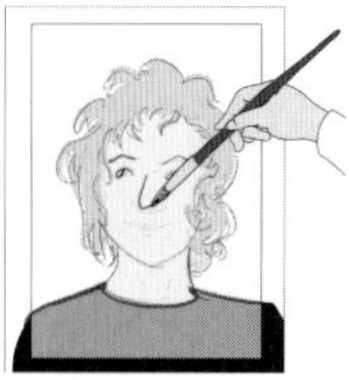

人の識別をする顔細胞ですが、顔がさかさまになっているとうまく機能しない、という研究結果もあります。さかさまになった写真では、その人が誰なのか識別しにくくなるのか試しても面白いですよ。

問題 49

○の部分

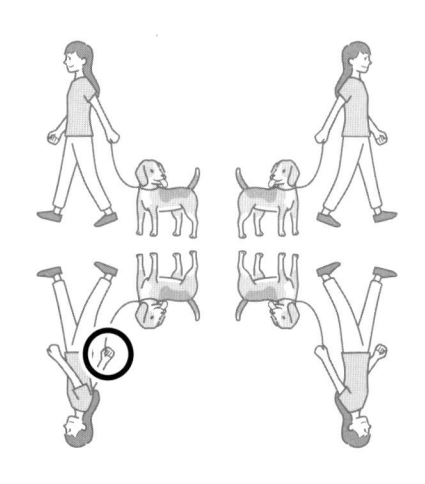

顔認識がさかさまになると難しくなるように、手足の左右も、さかさまのイラストから認識することは難しいものですね。

問題 50

古い順にA→B→D→C

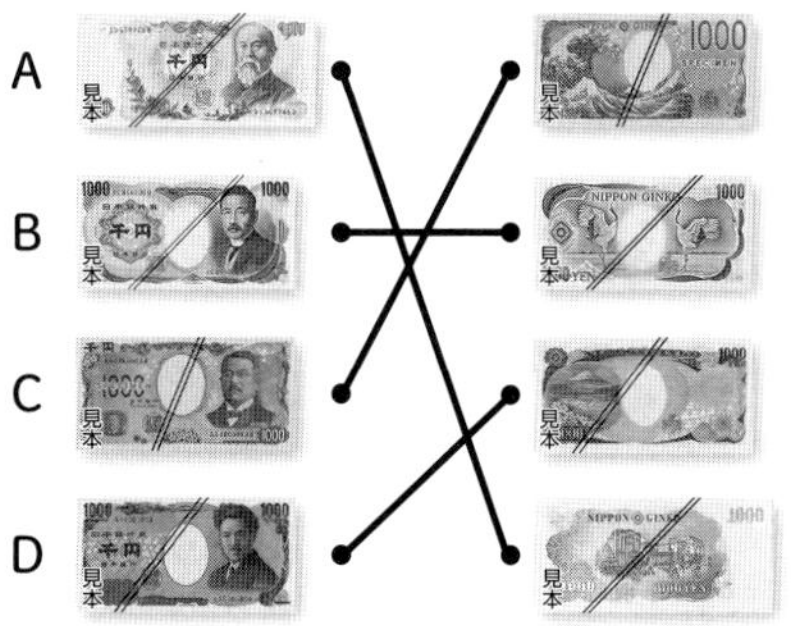

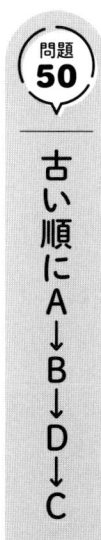

記憶力をきたえる問題。絵柄は視覚の記憶なのに対し、順番は文字の記憶。文字の記憶は高齢になるほど残りにくくなるといわれています。

問題 51

線の通り

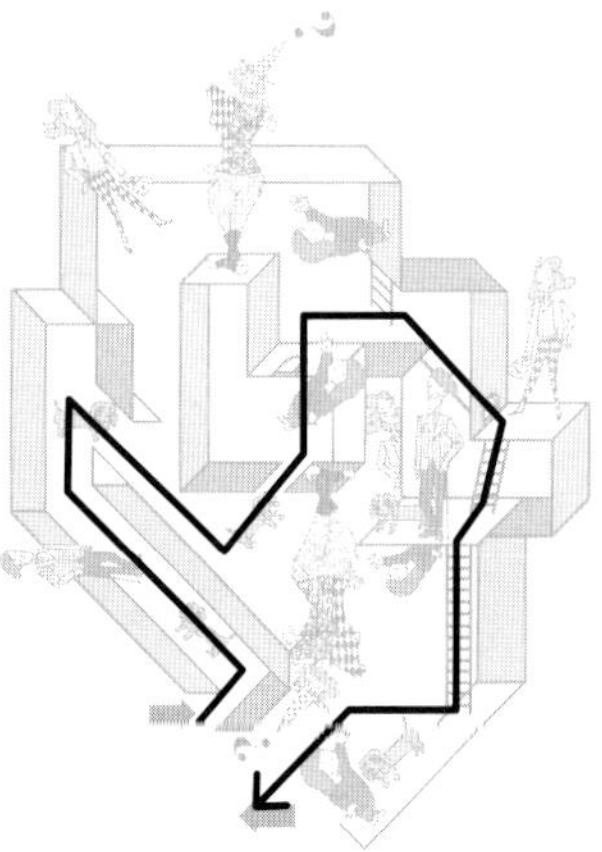

上と下が入り乱れ、混乱を誘う迷路です。壁や床が入れ替わるのも混乱しますね。

問題 52

①三匹のこぶた ②ももたろう ③かぐや姫

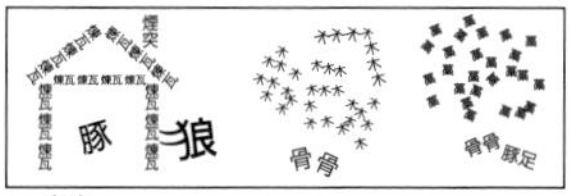

①は、藁《わら》の家、木の家の豚が食べられ、煉瓦《れんが》の家の豚が生き残っていることから『三匹のこぶた』

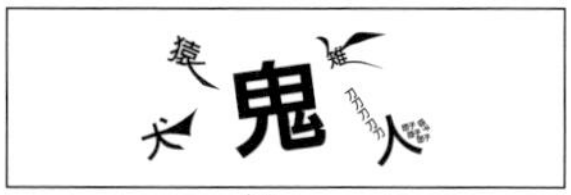

②は、犬、猿、雉《きじ》が鬼を襲っているので『ももたろう』

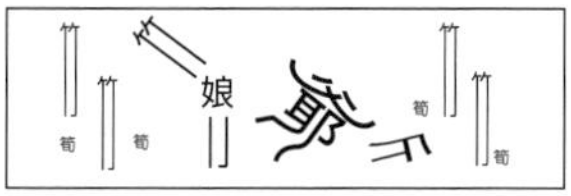

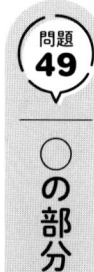

③は、竹の中から娘が出てきて、お爺さんが驚いているので『かぐや姫』

問題 53 Cの写真

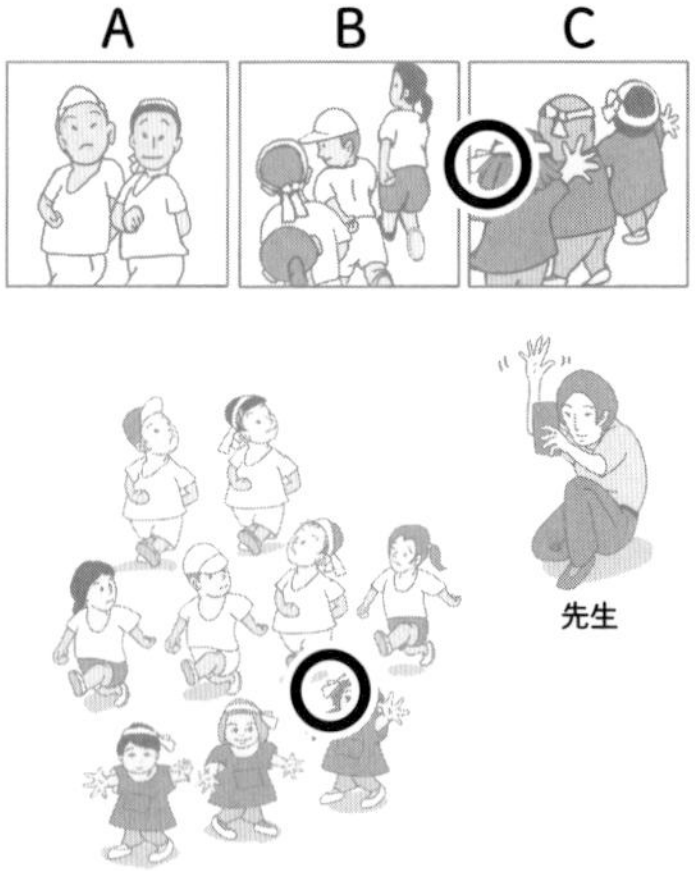

手前の列の一番右の女の子は、はち巻きの結び目が右手側にありますが、Cの写真では、結び目が左手側になっています。

問題 54 両手迷路

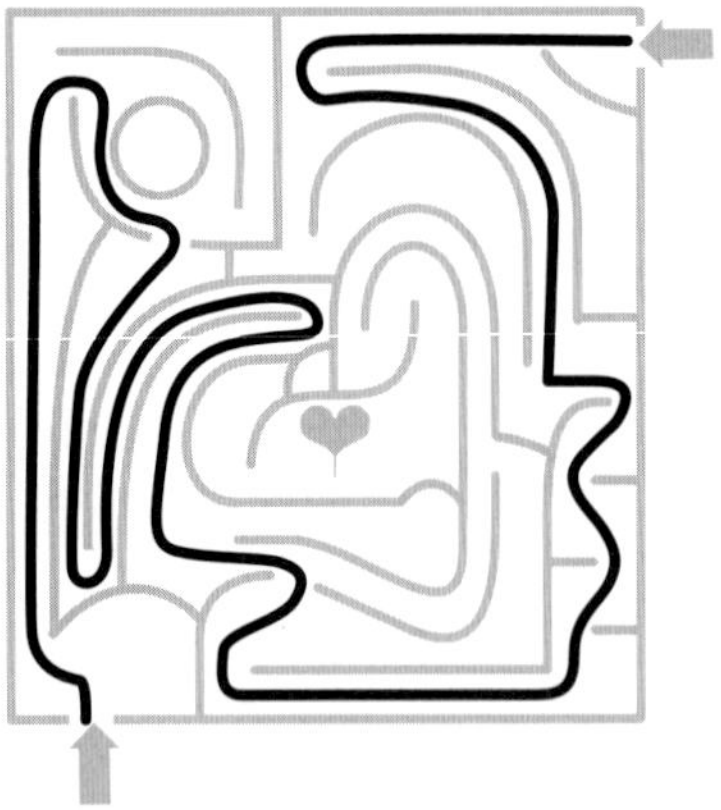

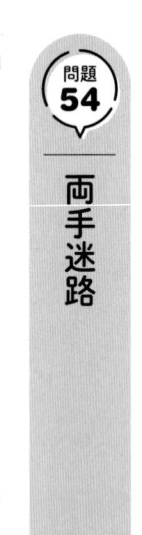

日常の動作も、利き手と反対の手を使うだけで新しい体験になります。歯みがきやリモコンの操作など、意外と難しく感じられますよ。

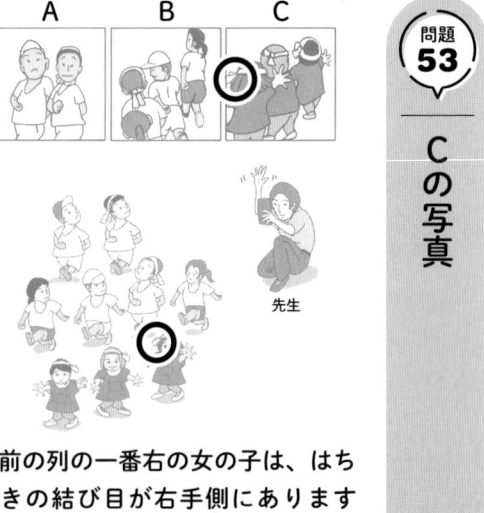

問題 55 ②の女性

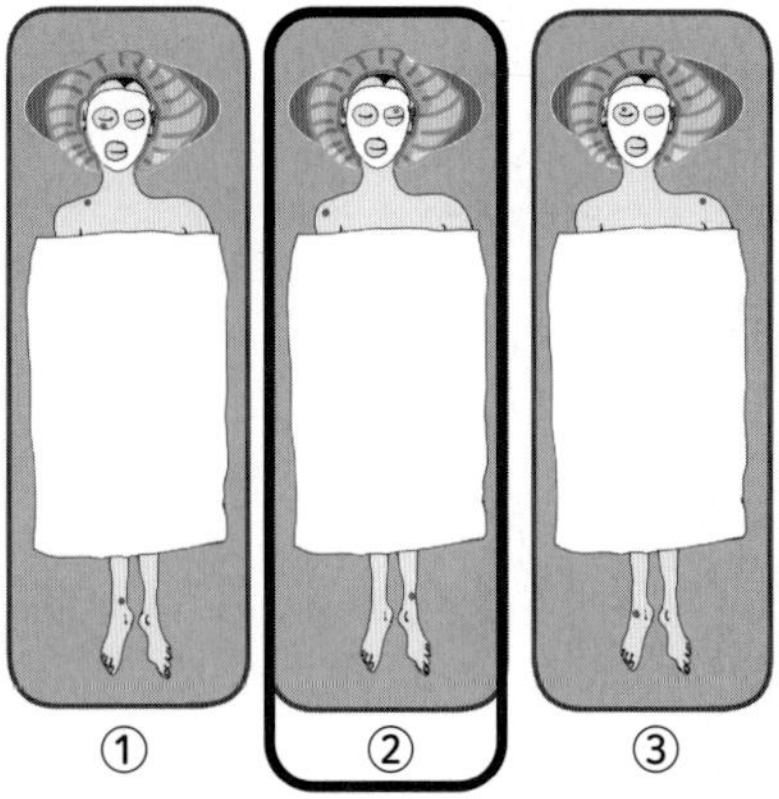

鏡像の問題。ただ、左右さえ混乱しなければ、比較的簡単な問題です。

問題 56 ②の画面

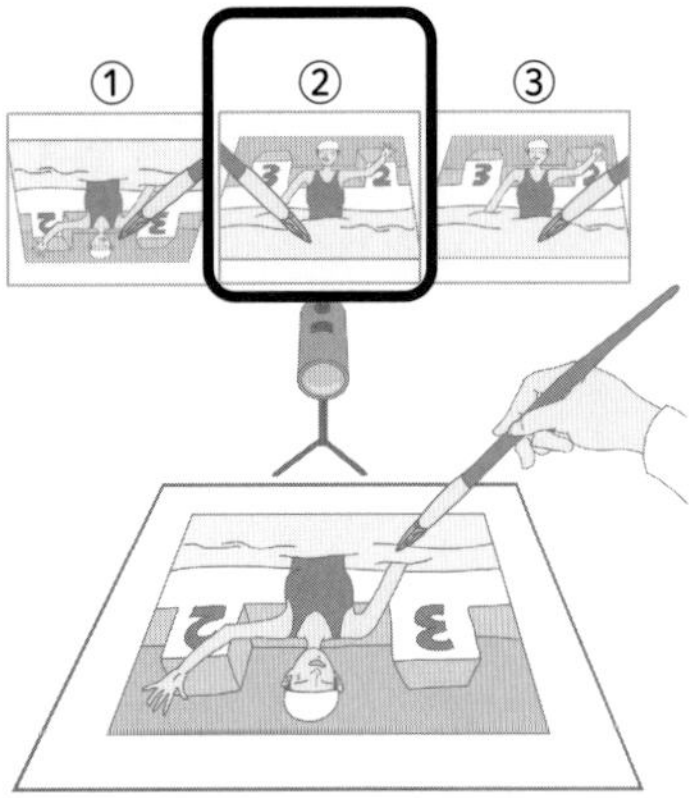

カメラに映ることで、視点が逆になります。心的回転の一番難しい問題です。筆と絵柄の位置関係や右・左から推測して答えを見つけましょう。

問題57

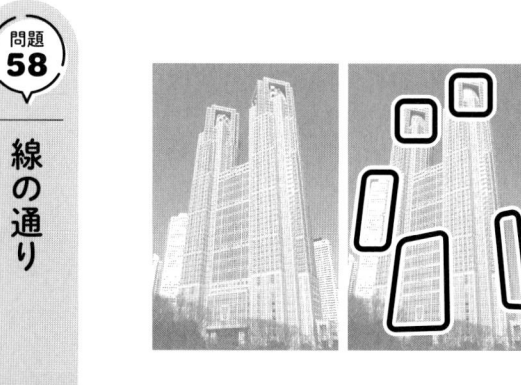

○の箇所

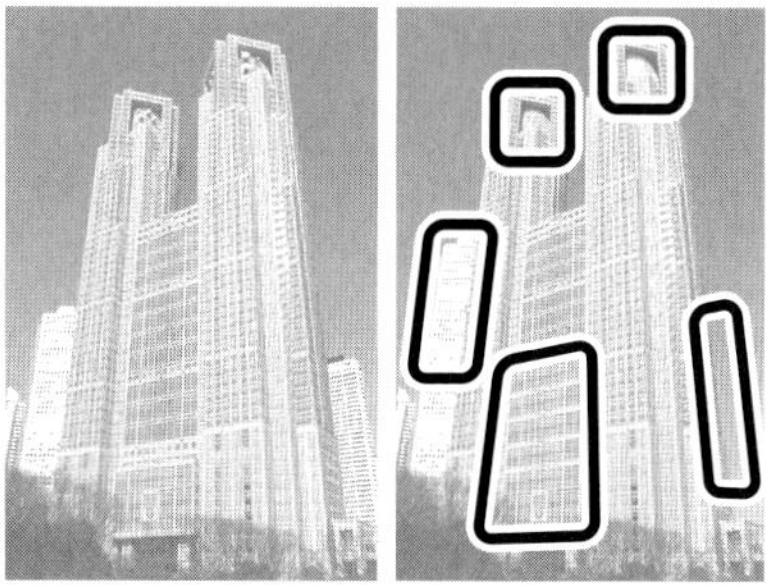

間違いの箇所のほかに、右の建物が傾いていると感じた人はいませんか？　高いビルの写真を並べると、平行なはずの写真が傾いて見える「斜塔錯視」が起こります。

問題58

線の通り

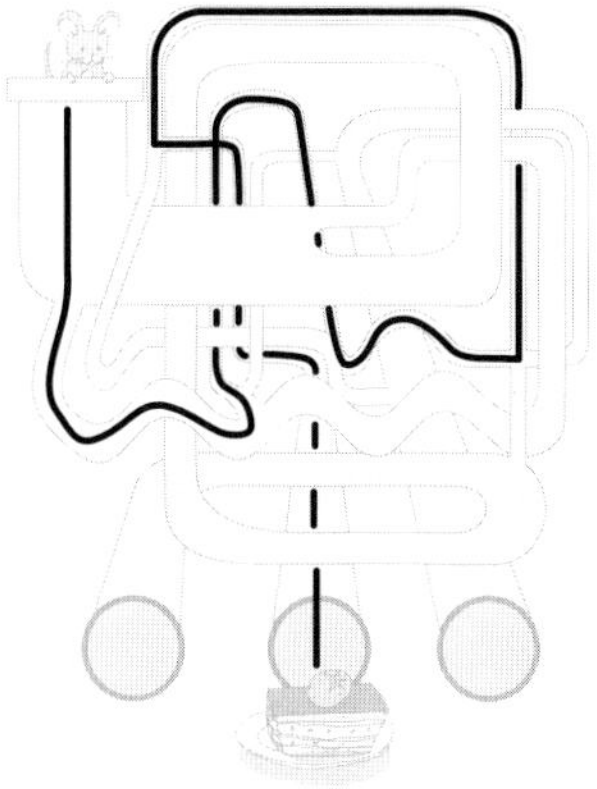

奥行きのある迷路を解くには、注意力を持続することが求められます。なお、上の答え以外にもルートがあります。ケーキから逆ルートをさがすのがよいでしょう。

問題59

矢印の通り

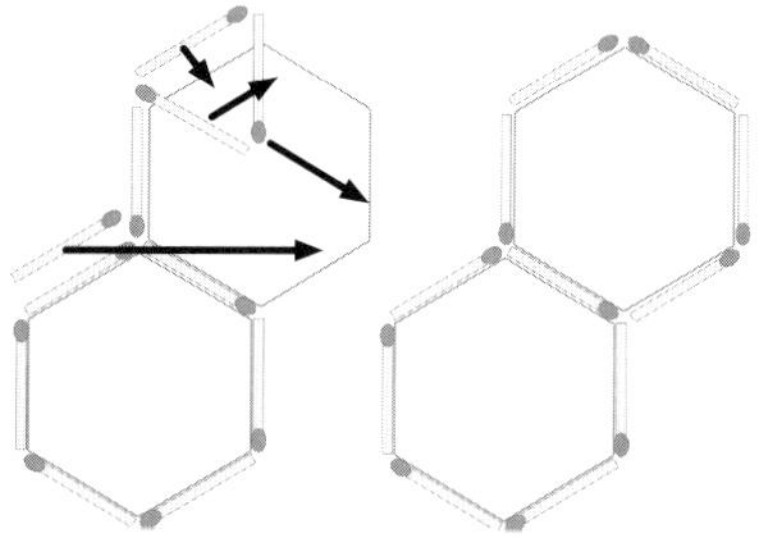

マッチ棒クイズを解くには、複合的で広い意味での視空間能力や推測力、論理的思考が必要になります。

問題60

4コママンガ（解答例）

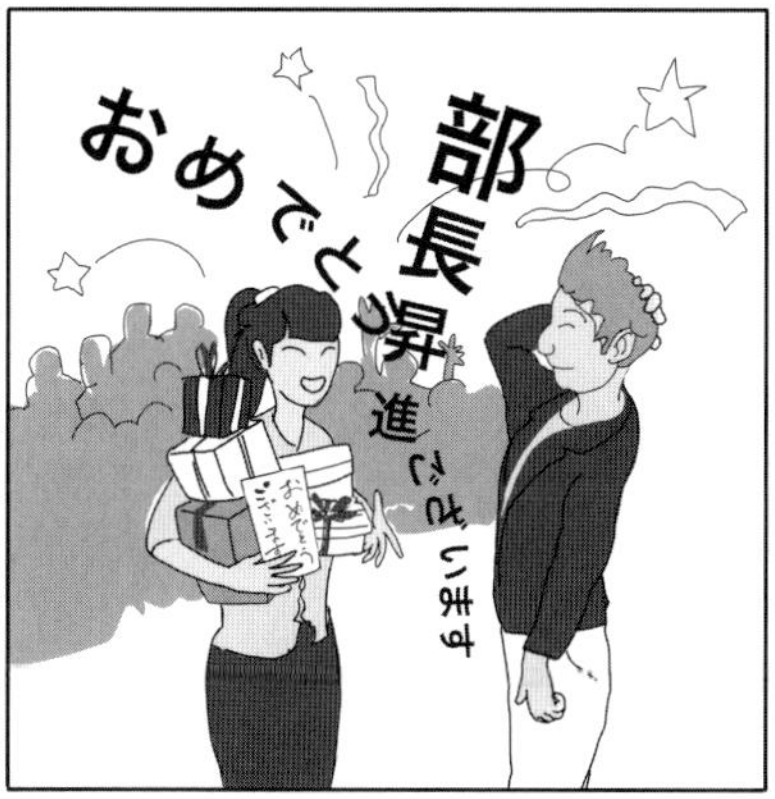

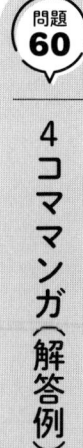

物語を作ることは、情報を整理しつつ意外性のある展開を考えるクリエイティブな作業。怠け者の脳には、こうした想像も刺激になりますよ。

著者

朝田隆　あさだ たかし

認知症専門医。

筑波大学名誉教授、東京医科歯科大学特任教授、医療法人社団創知会メモリークリニックお茶の水・とりで理事長。

1955年島根県生まれ。1982年東京医科歯科大学医学部卒業。国立精神・神経センター武蔵病院などを経て、2001年に筑波大学臨床医学系精神医学教授に。2015年より筑波大学名誉教授。2020年より東京医科歯科大学特任教授に就任。

アルツハイマー病を中心に、認知症の基礎と臨床に携わる脳機能画像診断の第一人者。わが国の認知症患者調査の責任者として、平成23年当時の全国の総数を462万人と発表したことで知られ、今も国の認知症施策の基本となっている。40年以上にわたる経験から、認知症グレーゾーン（MCI・軽度認知障害）の段階で予防、治療を始める必要性を強く訴える。クリニックでは、通常の治療の他に、音楽療法、絵画療法などを用いたデイケアプログラムも実施。

認知症グレーゾーンに関する多数の著作を執筆し、「クローズアップ現代」をはじめ、テレビや新聞、雑誌などでも認知症への理解や予防への啓発活動を行っている。著書に『認知症グレーゾーンからUターンした人がやっていること』（アスコム）などがある。

鍋島次雄　なべしま つぎお

脳活性アーティスト・漆造形作家・合同会社プログラムアートARTMaN代表。

1958年熊本県生まれ。東京藝術大学大学院美術研究科修士課程工芸専攻修了。東京藝術大学漆芸研究室非常勤講師、埼玉県立大学非常勤講師を経て、埼玉医科大学非常勤講師。1996年よりアートセラピーを病院・施設を中心に20年にわたり行う。2015年6月、表現することの大切さを広めるため脳活性アートを考案、合同会社プログラムアートARTMaNを設立。2014年10月よりメモリークリニックお茶の水・とりで や障害者施設・病院・自社アトリエなどの現場で脳活性アートARTMaNを展開中。

見るだけで頭が冴えてくる！　脳活クイズ

著　者　朝田　隆、鍋島次雄
発行者　清水美成
編集者　梅野浩太
発行所　株式会社 高橋書店
〒170-6014 東京都豊島区東池袋3-1-1 サンシャイン60 14階
電話　03-5957-7103

ISBN978-4-471-12347-5

本書の内容についてのご質問は「書名、質問事項（ページ、内容）、お客様のご連絡先」を明記のうえ、郵送、FAX、ホームページお問い合わせフォームから小社へお送りください。

回答にはお時間をいただく場合がございます。また、電話によるお問い合わせ、本書の内容を超えたご質問にはお答えできませんので、ご了承ください。本書に関する正誤等の情報は、小社ホームページもご参照ください。

【内容についての問い合わせ先】
書　面　〒170-6014 東京都豊島区東池袋3-1-1 サンシャイン60 14階　高橋書店編集部
ＦＡＸ　03-5957-7079
メール　小社ホームページお問い合わせフォームから　（https://www.takahashishoten.co.jp/）

【不良品についての問い合わせ先】

ページの順序間違い・抜けなど物理的欠陥がございましたら、電話03-5957-7076へお問い合わせください。

ただし、古書店等で購入・入手された商品の交換には一切応じられません。